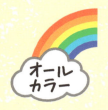

管理栄養士をめざす人の

いちばんやさしい
代謝ドリル

Nishimura Naomichi
西村直道 [著]

講談社

は じ め に

　本書を手に取った方は生化学のみならず、解剖学、生理学のような基礎科目に大きな苦手意識をお持ちの方が多いでしょう。これらのすべてが管理栄養士が必要とする学問領域の基盤となるものであり、聞き慣れない専門用語が多数飛び交うものだからです。これらの学問領域を学修するには相当骨の折れる作業を伴います。しかし、管理栄養士の仕事を考えてみて下さい。病院で活躍するには、さまざまな病態を理解しなければいけません。もちろん健康な生体の状態も把握しなければなりません。生体について詳しく理解していなければ、患者さんに最大限のサービスを提供できません。学校で働くには、学童期の生体を理解していなければ、学童にわかりやすく説明することもできません。成人との比較をする必要もあるかもしれません。管理栄養士が、表面的な知識だけで患者さん、学童、高齢者、市民の健康に携わる仕事ではないことがわかれば、高度な専門職の基盤となる学問の理解にも努力を惜しまないはずです。

　さて、生化学を理解するのはやはり難しいです。専門用語や化学式、構造式も出てきます。これまでの経緯で生物は好きだけど、化学はどうも好きになれないという方は多いでしょう。しかし、私達のからだや毎日摂取する食品も化学物質から成り立っています。とっつきにくいと思われるかもしれませんが、一度だまされたと思って、代表的な物質の構造を覚えてみてください。単なる物質名の変化にすぎなかったものが化学物質の変化として捉えることができるかもしれません。その変化こそが代謝の一部なのです。自身で物質の変化をイメージできれば、知識として定着しやすくなります。

　本書は、小職が管理栄養士養成の大学で生化学を教えていたときの資料をもとに作成しました。ほぼすべてみずから描いた図であり、工夫を重ねてきたものです。単なる国家試験対策ではなく、管理栄養士として働き出してからも使い続けられる資料を目指して作ってきたものですので、本書もずっと使い続けられると自負しています。今回、縁があり単著で執筆させていただく機会を得ることができ、内容や図の統一感が図られています。そのため違和感なく最後まで読み通せると思います。多くはこれから管理栄養士を目指す方が読まれると思いますが、再度この領域を学修し直そうと思われる方にも利用していただけたら幸甚です。

2018年12月

西 村 直 道

Contents | 管理栄養士をめざす人の いちばんやさしい代謝ドリル

はじめに ……………………………………………………………………………… iii
本書の使い方 ………………………………………………………………………… vi

CHAPTER 1 代謝と酵素 …… 1

1.1 酵素の性質と分類 …………………………………………………………… 2
1.2 補酵素と高エネルギー化合物 …………………………………………… 4
1.3 代謝の基礎と酵素反応による調節 ……………………………………… 8
確認問題 …………………………………………………………………………… 10

CHAPTER 2 糖質 …… 11

2.1 糖質の基礎 …………………………………………………………………… 12
2.2 単糖の構造 …………………………………………………………………… 14
確認問題 …………………………………………………………………………… 16

CHAPTER 3 糖質の代謝 …… 17

3.1 解糖系 ………………………………………………………………………… 18
3.2 クエン酸回路 ………………………………………………………………… 24
3.3 電子伝達系と酸化的リン酸化 …………………………………………… 30
3.4 グリコーゲン代謝 …………………………………………………………… 32
3.5 糖新生 ………………………………………………………………………… 34
3.6 ペントースリン酸経路 ……………………………………………………… 38
3.7 ウロン酸回路 ………………………………………………………………… 40
3.8 糖代謝のまとめ ……………………………………………………………… 41
確認問題 …………………………………………………………………………… 42

CHAPTER 4 脂質 …… 45

4.1 脂質の基礎 …………………………………………………………………… 46
4.2 脂質の構造 …………………………………………………………………… 47
確認問題 …………………………………………………………………………… 50

CHAPTER 5 脂質の代謝 51

5.1 トリアシルグリセロールの分解 52
5.2 β酸化 54
5.3 ケトン体代謝 57
5.4 脂肪酸合成 59
5.5 トリアシルグリセロールの合成 62
5.6 エイコサノイドの合成 64
5.7 コレステロール代謝 66
確認問題 69

CHAPTER 6 たんぱく質とアミノ酸 71

6.1 アミノ酸の基礎 72
6.2 アミノ酸の側鎖と分類 74
6.3 たんぱく質の構造 76
確認問題 78

CHAPTER 7 アミノ酸の代謝 79

7.1 たんぱく質の分解 80
7.2 アミノ酸の利用 82
7.3 アミノ基転移反応 85
7.4 脱アミノ反応 89
7.5 尿素回路 90
確認問題 94

CHAPTER 8 代謝の関わり合い 95

8.1 アミノ酸炭素骨格の分解と利用 96
8.2 アセチルCoAを介した糖質・脂質・アミノ酸異化の関わり 98
8.3 糖質・脂質の同化における他の代謝との関わり 100
確認問題 103

Index 104

本書の使い方

　本書は、小職が数年前まで管理栄養士養成の大学で生化学を教えていたときの資料をもとに、さらに洗練させて作成しました。ほぼすべてみずから描いた図であり（もちろん、今回出版社を通してプロのデザイナーの方に仕上げをしていただきました。ありがとうございます）、工夫を重ねてきたものです。そのため、単なる国家試験対策ではなく、管理栄養士として働き出してからも、基礎知識を維持するために使い続けられる資料を目指して作りあげました。

　本書の特徴は、代謝図などのイラストをふんだんに用い、理解を助ける工夫に努めているところです。このイラストで生化学的知識のイメージを定着させてください。ただし、それだけで終わらず必ず文章を読み、そのイメージと内容を関係づけることを欠かさないようにしましょう。

　本書では大切な用語などを、オレンジ色にしています。用語は付属の赤シートで隠せるので、文章の穴埋めをしながら、覚えていきましょう。この手法は他書でも昔から利用されていますが、漠然とそれを行うと、用語や内容が知識として記憶にほとんど定着していないにもかかわらず、勉強した気になってしまう傾向があります。すなわち、自己満足的な勉強になりがちです。そうならないために、赤シートを用いて覚える場合にも必ず、内容の映像をイメージしながら実施してください。語呂合わせなどに頼って覚えた用語などはすぐに記憶の彼方に消えます。管理栄養士に従事してからでも生化学の専門用語がスラスラでてくることを目指してください。

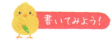

　代謝の内容を映像でイメージし、記憶に定着できるように、代謝図を穴埋めできるようにしました。解糖系、クエン酸回路、β酸化、尿素回路は重要な代謝ですので、化学が不得意であっても物質の構造式まで覚えましょう。最初は答えを真似して書いてみて、慣れてきたら、答えを隠して書いてみましょう。

　　□　ピンクの枠には、基質や生成物の化合物名もしくは構造式が入ります。
　　□　水色の枠には、酵素もしくは補酵素の化合物名が入ります。

確認問題

　各CHAPTERの最後には、○×問題を解いて確認しましょう。単に正誤について一喜一憂するのでなく、誤りの文については、どのように修正すれば正しい文となるか考えてください。そこまでできれば、あなたの脳に知識が強く定着することでしょう。

One Point!

　これは管理栄養士国家試験のためのワンポイントではありません。生化学を少しでも身近に感じていただきたいと思い載せました。生命の不思議さを生化学で感じていただけたらと思います。

　本書の購入者限定で、下記サイトで書籍の内容や生化学に関する質問を受け付けています。URLまたはQRコードでアクセスし、パスワードを入力してログインしてください。http://www.kikuya-rental.com/bbs/?owner_name=metabolismdrill
　パスワード：metabodrill

ポイント

- 酵素の役割を理解しよう
- 酵素がたんぱく質からなることを理解しよう
- 酵素が特定の物質に働きかけることを理解しよう
- 酵素による反応には、ビタミンやミネラルが必要になる場合が多いことを理解しよう
- 補酵素やアデノシン三リン酸の構造やその役割を理解しよう
- 代謝の上流の酵素反応により、代謝全体の調節が行われることを理解しよう

重要語句

酵素、触媒、活性化エネルギー、基質、生成物、活性部位、基質特異性、補因子、反応速度、ミカエリス定数、代謝

CHAPTER 1

代謝と酵素

SECTION 1.1 酵素の性質と分類

SECTION 1.2 補酵素と高エネルギー化合物

SECTION 1.3 代謝の基礎と酵素反応による調節

SECTION 1.1 酵素の性質と分類

生体内で行われる化学反応の大部分は酵素を利用した反応である。すなわち、酵素なしでは生体における化学反応を十分に行うことが困難であり、生命活動を営めない。酵素の性質や特徴を理解することは、生命活動に欠かせない代謝反応の把握につながる。

1 一般的な酵素の性質

(1) たんぱく質でできている

- RNAが酵素として作用するものも存在するが、多くがたんぱく質で構成される。後述する補因子を必要とするものも多い。
- たんぱく質で構成されるため、温度やpHの影響を強く受ける。極端に高い温度や酸、アルカリによって酵素たんぱく質が変性し、酵素としての働きを失うことを失活という。

(2) 触媒作用

- 酵素は、反応を促進する触媒作用をもつ。触媒は反応の前後で変化しないため、連続して反応を進めることができる。

(3) 活性化エネルギーの低下作用と反応速度の増大作用

- 物質にはエネルギーが存在するが、そのエネルギーだけでは反応は容易に進まない。
- 物質が反応するためには、それにエネルギーを与え、活性化状態にする必要があり、このとき必要なエネルギーを活性化エネルギーという。活性化エネルギーが高いとその物質の反応は容易に進まない。
- 酵素は物質（基質）と結合し、活性化エネルギーを下げる。その結果、反応が進みやすくなり、反応速度が増大する。

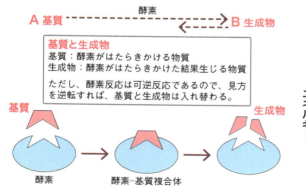
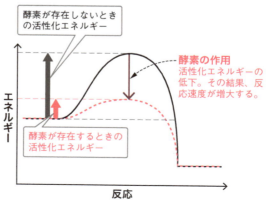

(4) 基質特異性

- 酵素はたんぱく質であり、立体構造を有する。
- 酵素が基質と反応するためには、基質と結合しなければならない。この結合部位を活性部位とよぶ。
- 活性部位は立体的な割れ目構造であるため、その部位に適合する基質のみが結合し、反応することができる。この性質を基質特異性という。

基質特異性
酵素が特定の基質の構造を識別し、その基質とのみ化学反応すること

「鍵と鍵穴の関係」で例えられることが多い。酵素たんぱく質の一部に活性部位をもち、そこに適合する基質だけが結合し、反応する。また、誘導適合とよばれる「鍵と鍵穴の関係」の発展型も提唱されている。

(5) 補因子

- 酵素による触媒反応において、酵素だけで条件を満たし反応が進むことは少ない。多くの酵素で、補因子とよばれるイオンや小さな分子を必要としている。補因子を必要とする酵素で、補因子をもっていない状態をアポ酵素、補因子を有し触媒作用を示すものをホロ酵素とよぶ。

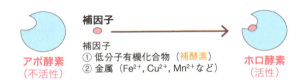

補因子
① 低分子有機化合物（補酵素）
② 金属（Fe^{2+}, Cu^{2+}, Mn^{2+} など）

2 酵素の分類

- ヒトの生体内には酵素が約3,000種類存在すると考えられているが、触媒する反応の性質によって6種に分類される（下表）。
- 多くの酵素は、基質の名称など「アーゼ、-ase」という接尾辞をつけてよばれる。

分類番号	分類	作用	例
1	酸化還元酵素（オキシドレダクターゼ）	酸化還元反応を触媒する	乳酸デヒドロゲナーゼ／ピルビン酸デヒドロゲナーゼ
2	転移酵素（トランスフェラーゼ）	原子団（官能基など）をある分子から他の分子に移す反応を触媒する	アミノトランスフェラーゼ／ヘキソキナーゼ
3	加水分解酵素（ヒドロラーゼ）	加水分解反応を触媒する	α-アミラーゼ／ペプシン／リパーゼ
4	脱離酵素（リアーゼ）	加水分解せずに基質から官能基を外し、二重結合や環化した生成物を残す反応を触媒する	ピルビン酸脱炭酸酵素／アデニル酸シクラーゼ
5	異性化酵素（イソメラーゼ）	分子の異性体を作る反応を触媒する	グルコースリン酸イソメラーゼ
6	合成酵素（リガーゼ）	ATPのエネルギーを利用して2つの分子を結合させる反応を触媒する	ピルビン酸カルボキシラーゼ／アシルCoAシンテターゼ

SECTION 1.2 補酵素と高エネルギー化合物

1 補酵素とビタミン

前ページでは、酵素反応の大半で補因子を必要とすることを説明した。これにはビタミンのような低分子有機化合物の誘導体がよく利用され、これを補酵素とよぶ。ここでは、代謝を理解するうえで重要な補酵素と、それを構成するビタミンについて解説する。

(1) ナイアシンとNAD⁺

- ナイアシン（niacin）は、ニコチン酸とニコチンアミドの総称で、水溶性ビタミンである。
- 補酵素型は、ニコチンアミドアデニンジヌクレオチド（nicotinamide adenine dinucleotide, NAD^+）である。この補酵素は、水素イオン（H^+）と電子（e^-）の受け渡しを助け、酸化還元反応に関わる。H^+を受け取る前をNAD^+、受け取った後を$NADH$とよぶ。
- NAD^+のリボースにさらにリン酸がエステル結合したものを$NADP^+$、$NADP^+$の還元型を$NADPH$とよぶ。

ニコチン酸（nicotinic acid）

ニコチンアミド（nicotinicamide）

ニコチンアミドアデニンジヌクレオチド
（nicotinamide adenine dinucleotide, NAD^+）

$$NAD^+ \quad + 2H^+ + 2e^- \rightleftarrows \quad NADH \quad + H^+$$

H^+とe^-の受け渡しに関わる

ヌクレオチドとは、D-リボース（SECTION 2.1参照）、塩基（アデニンなど）、リン酸からなる化合物をいう。したがって、NAD^+のほか、後述するFAD、CoA、ATPもヌクレオチドである。

(2) リボフラビンとFAD

- リボフラビンは、ビタミンB_2ともよばれる水溶性ビタミンである。
- 補酵素型は、フラビンアデニンジヌクレオチド（flavin adenine dinucleotide, FAD）である。
- この補酵素も、H^+とe^-の受け渡しを助け、酸化還元反応に関わる。H^+を受け取る前をFAD、受け取った後を$FADH_2$とよぶ。

1.2 補酵素と高エネルギー化合物 **005**

リボフラビン
（riboflavin, ビタミンB_2）

フラビンアデニンジヌクレオチド
（flavin adenine dinucleotide, FAD）

FAD

$+ 2H^+ + 2e^-$
H^+とe^-の受け渡しに関わる

FADH$_2$

(3) パントテン酸とCoA

- パントテン酸は、ギリシャ語で「どこにでもある酸」を意味し、食品中に広く含まれている水溶性ビタミンである。
- 補酵素型は、補酵素A（coenzyme A, CoA）で、NAD^+やFAD同様に、ビタミン本体にアデニンヌクレオチドが結合している。
- CoAが結合することで、その物質がエネルギーを得るため、代謝が進みやすくなる。
- CoAは特に糖質と脂質の代謝に欠かせない補酵素である。

パントテン酸
（pantothenic acid）

CoA
（coenzyme A, 補酵素A）

チオエステル結合

チオエステル結合

アシルCoA

アセチルCoA

チオエステル結合は高エネルギー結合のため、
CoAを結合させることで物質にエネルギーを
与えることができ、代謝が円滑に進む。

（4）チアミンとチアミンピロリン酸

- チアミンは、ビタミンB_1ともよばれる水溶性ビタミンである。
- 補酵素型は、チアミンピロリン酸（チアミン二リン酸、TPP）である。
- チアミンピロリン酸は、解糖系によって生成されたピルビン酸をアセチルCoAに変換する反応で、ピルビン酸デヒドロゲナーゼの補酵素としてはたらく。糖質代謝とクエン酸回路を接続する反応であるため、チアミンピロリン酸が不十分であると、糖質を利用したエネルギー生成が障害される。（SECTION 3.2参照）。

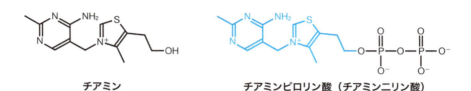

チアミン
(thiamine, ビタミンB_1)

チアミンピロリン酸（チアミン二リン酸）
(thiamine pyrophosphate, TPP)

アルデヒド基転移の運搬体としてはたらく

（5）ピリドキシン、ピリドキサール、ピリドキサミンとピリドキサルリン酸

- ピリドキシン、ピリドキサール、ピリドキサミンは、ビタミンB_6と総称される水溶性ビタミンである。
- 補酵素型は、ピリドキサルリン酸である。アミノ基の受け渡しに関わり、アミノ酸のアミノ基転移反応で重要な役割を果たす。

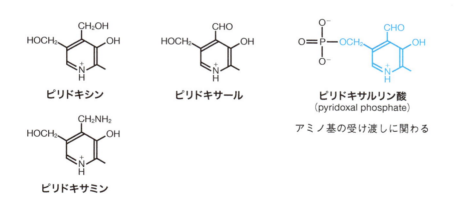

ピリドキシン

ピリドキサール

ピリドキサルリン酸
(pyridoxal phosphate)

アミノ基の受け渡しに関わる

ピリドキサミン

2 高エネルギー化合物、アデノシン三リン酸

私たちが糖質、脂質などエネルギー源を日々摂取するのは、それを細胞内で酸化分解し、得られる自由エネルギーを利用してアデノシン三リン酸（adenosine triphosphate, ATP）を生成するためである。ATPは生物における共通のエネルギー通貨といわれ、あらゆる生物が細胞でエネルギーとして利用する高エネルギー化合物である。すなわち、糖質などがもっているエネルギーを、生物が利用できるエネルギーに細胞内で変換する必要がある。

(1) ATP

- ATPは、D-リボース、アデニン（塩基の1種）、3つのリン酸からなる**ヌクレオチド**である。
- ATPは高エネルギー結合をもっており、結合が加水分解されるとき、多量の自由エネルギーが生み出される。この自由エネルギーを用いて、他の物質を合成したり、物質を輸送したりする。
- ATPの高エネルギー結合が分解され、リン酸が1つ外れると、アデノシン二リン酸（adenosine diphosphate, ADP）が生成される。

▼ 生物における共通のエネルギー通貨：アデノシン三リン酸（adenosine triphosphate; ATP）

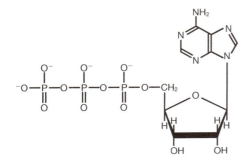

ATPが高エネルギー化合物である理由

1) 静電的反発
   pH 7でATP分子の三リン酸部分には4個の負の電荷が集中し、互いに反発しているが、ATPが加水分解されるとこの反発が解消する
2) 共鳴安定化
   ATPよりもADPとリン酸の方が共鳴により安定化する
3) 水和による安定化
   ATPよりもADPとリン酸の方が水と水和して、安定化する

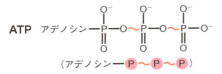

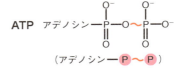

Ⓟ：リン酸
〜：高エネルギー結合

> **One Point!**
>
> ### 鈴木梅太郎とビタミンB₁
>
> チアミンは初めて発見されたビタミンである。1910年に鈴木梅太郎が米ぬかから初めて物質として抽出し、コメの学名 Oryza sativa L. にちなんでオリザニンと命名した（ドイツの生化学誌に掲載されたのは1912年）。それより数ヶ月遅れて、Casimir Funkも同様の知見を発表した。Funkはこのとき栄養学的な意義を実験的に確かめていない。しかし、このときこの物質にvitamine（vital amine "生命に欠かせないアミン" からの造語）と名付けた。この用語は強烈なインパクトを与え、広く使われるようになった。その後、アミンでない物質も発見され、vitamineからvitamin（ビタミン）と綴りが変わっていった。"オリザニン"はコメに由来し、"ビタミン"ほど幅広く包括できる用語でなかったことが世界的に広がらなかった理由かもしれない。しかし、ビタミンを初めて物質として抽出し、栄養学を牽引した先駆者として、栄養学に携わる人は知っておくべきだろう。

SECTION 1.3 代謝の基礎と酵素反応による調節

生体における代謝は、数段階から数十段階におよぶ連続した酵素を利用した化学反応からなる。したがって、代謝速度は酵素反応の速度により調節される。

1 最大反応速度とミカエリス定数

- 酵素反応の速度を考えるとき、酵素の最大反応速度とミカエリス定数が指標となる。
- **最大反応速度**（V_{max}）：基質が過剰に存在し、すべての酵素が基質と結合しているときの反応速度
- **ミカエリス定数**（K_m）：反応速度がV_{max}の1/2のときの基質濃度。つまり、その酵素の半分の能力を引き出すために必要な基質の濃度である。したがって、K_mが小さい酵素は、基質が低濃度でも結合しやすいため、反応速度が速い。

▼ 酵素反応とV_{max}, K_m

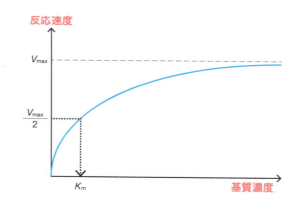

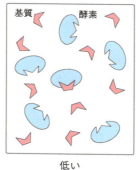

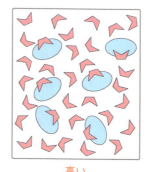

基質濃度	低い	K_mと同じ	高い
基質と結合している酵素	少ない		すべての酵素が基質と結合
反応速度	遅い	$\dfrac{V_{max}}{2}$	V_{max}

2 代謝の調節

- 何段階にもおよぶ化学反応からなる代謝は必要に応じ、速度を速めたり遅くしたりする必要がある。
- このような調節は代謝の上流で行われるのが通常である。途中の反応で代謝を抑制すると本来それほど多く存在するはずのない中間代謝産物が細胞内に多量に蓄積し、細胞にとって不都合なことが多い。また、不必要に途中まで代謝を進めるため、無駄にエネルギーが利用される。生体にとってこのような不都合や無駄は不利益を生む可能性を高める。
- 代謝調節には、前述したV_{max}とK_mの違いが利用される。代謝速度を決定づける反応を律速反応や律速段階といい、その反応に関わる酵素を律速酵素という。
- 律速酵素は一連の代謝に関わる酵素の中で最も反応速度の遅い酵素である。したがって、代謝の上流にある反応に関わり、反応速度の遅い酵素が代謝調節の鍵となる。

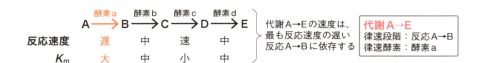

(1) K_mと代謝調節

- K_mが大きい酵素は基質濃度が高くないと反応が進まない酵素なので、このような酵素が関わる反応の速度は遅い。したがって、代謝全体の速度はこの遅い反応の影響を受ける。

(2) 酵素反応の阻害

- 酵素反応では、物質による反応の阻害も生じる。酵素反応の阻害にはいくつかの様式があるが、代表的なものに競争阻害と非競争阻害がある。
- 競争阻害は、酵素の活性部位を基質と阻害物質で奪い合うもので、基質濃度を増大させると阻害が解除される。この阻害様式はK_mの増大を伴う。
- 一方、非競争阻害は活性部位とは異なる部位に物質が結合することで、活性部位の構造が変化し、基質が結合できなくなるものである。これは後述するアロステリック効果によるものであり、V_{max}の低下を伴う。非競争阻害では基質濃度を高めても阻害は解除されない。

▼ 酵素反応の阻害

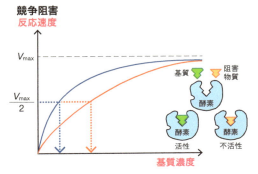
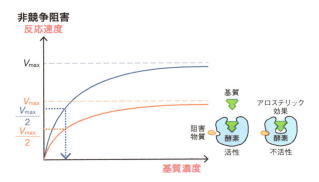

（3）アロステリック効果と代謝調節

- 酵素は代謝産物による影響も受ける。
- 活性部位と異なる部位に低分子量の物質が結合し、活性部位の構造を変化させることによってたんぱく質（酵素を含む）の活性を変化させる現象をアロステリック効果という。低分子の物質として代謝産物が作用する。

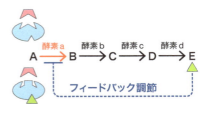

- アロステリック効果の例にフィードバック調節がある。最終代謝産物が代謝上流の反応に関わる酵素に作用し、酵素活性を低下させることにより代謝速度を低下させることをいう。この場合は、V_{max}の変化により調節が行われる。

（4）アイソザイム

- 同一の生体内で、酵素としての活性が同じであるが、たんぱく質としては別種である（アミノ酸配列が異なる）酵素をアイソザイムという。つまり、基質と生成物は同じであるが、異なる酵素たんぱく質が触媒する。
- アイソザイムが存在する理由は、各組織の代謝に適応するため、同じ活性をもつがV_{max}やK_mは異なる別種の酵素が必要だったためと考えられる。
- 乳酸デヒドロゲナーゼやヘキソキナーゼなどがそれぞれ数種のアイソザイムをもつ。

確認問題

以下の文章が正しい（○）か否（×）かを判断しましょう。

SECTION 1.1 酵素の性質と分類

1. アポ酵素は、触媒作用を示す。 （×）
2. 酵素は、化学反応の活性化エネルギーを増大させる作用がある。 （×）
3. 酵素の基質特異性とは、1つの基質に複数の酵素が反応することである。 （×）

SECTION 1.2 補酵素と高エネルギー化合物

4. 酵素に可逆的に結合し、活性発現に寄与する低分子有機化合物を補酵素という。 （○）

SECTION 1.3 代謝の基礎と酵素反応による調節

5. 酵素のアロステリック効果は、基質が活性部位に結合することで発揮される。 （×）
6. アイソザイムは、ミカエリス定数（K_m）が同じ酵素である。 （×）
7. 律速酵素は、代謝経路で最も遅い反応に関与する。 （○）
8. K_m値は、反応速度が最大反応速度の1/4に達するのに必要な基質濃度である。 （×）
9. 基質との親和性が低いと、ミカエリス定数（K_m）は小さい。 （×）
10. 酵素反応は、温度やpHが変化してもその反応速度は変わらない。 （×）

>**ポイント**
- 糖質の定義を理解しよう
- 生体における重要な糖質を覚えよう
- 単糖の基本構造を理解しよう
- 単糖の立体異性体を理解しよう

>**重要語句**

単糖類、二糖類、少糖類、多糖類、グルコース、フルクトース、ガラクトース

CHAPTER 2

糖質

SECTION 2.1 糖質の基礎

SECTION 2.2 単糖の構造

SECTION 2.1 糖質の基礎

❶ 糖質の定義

- アルデヒド基またはケトン基をもつ多価アルコールを糖質という。すなわち、水酸基を複数もつ、水に溶けやすい炭素化合物である。

❷ 糖質の種類

- 糖質の最小単位は、単糖という。この単糖が結合する数に応じて、単糖類、二糖類、少糖類（オリゴ糖）、多糖類に分類される。

(1) 単糖類

- 炭素の数によって分類されており、炭素3〜7個のものが存在し、それぞれ三炭糖〜七炭糖とよぶ。天然に多く存在する糖は、五炭糖（ペントース）および六炭糖（ヘキソース）である。代表的なものとして、グルコース、フルクトース、ガラクトースがある。

(2) 二糖類

- 2個の単糖がグリコシド結合により連結した糖。よくみられる二糖類は、マルトース、ラクトース、スクロースである。

(3) 少糖類（オリゴ糖）

- 明確な定義があるわけではないが、2個から9個の単糖がグリコシド結合により連結した糖をいう。デキストリン、フラクトオリゴ糖、ラフィノースなどが相当する。

(4) 多糖類

- 多数（10個以上）の単糖がグリコシド結合により連結した糖であり、生体におけるエネルギー貯蔵体として、また生体の構造を維持するために重要な役割を果たす。

▼▶ **生化学的に重要な糖質**

単糖類（三炭糖）

D-グリセルアルデヒド	解糖系に関与する。	CHO | HCOH | CH₂OH	ジヒドロキシアセトン	解糖系に関与する。	CH₂OH | C＝O | CH₂OH

単糖類（五炭糖）

D-リボース	RNAや補酵素(たとえばATP、NAD、NADP、FAD)の構成成分。		D-デオキシリボース	DNAの構成成分。	

単糖類（六炭糖）

D-グルコース	大部分の生物において欠かせないエネルギー源。ヒトの場合、血液によって運ばれ、組織によって消費される。ブドウ糖ともよばれる。		D-フルクトース	果糖とよばれる。ハチミツ、果実に多く含まれる。スクロースの構成成分。	
D-ガラクトース	ラクトースの構成成分。糖脂質や糖たんぱく質の構成成分。				

二糖類

マルトース	麦芽糖とよばれ、グルコース2分子がα-1,4グリコシド結合した糖。	

α-1,4グリコシド結合

ラクトース	乳糖とよばれ、乳中に多く含まれる。ガラクトースとグルコースがβ-1,4グリコシド結合した糖。	

β-1,4グリコシド結合

スクロース	ショ糖とよばれ、砂糖の主要成分。グルコースとフルクトースがα(1, 2)βグリコシド結合した糖。	

α(1, 2)βグリコシド結合

多糖類

でんぷん	植物の貯蔵多糖。グルコースがα-1,4グリコシド結合で多数重合した直鎖構造のアミロースと、α-1,4グリコシド結合とα-1,6グリコシド結合で多数重合した直鎖構造と分岐構造をもつアミロペクチンが存在する。
グリコーゲン	動物の貯蔵多糖。グルコースがα-1,4グリコシド結合とα-1,6グリコシド結合で多数重合した多糖類。アミロペクチンより分岐構造が多い。
セルロース	植物の構造多糖。細胞壁の主成分。グルコースがβ-1,4グリコシド結合で多数重合した多糖類。ヒトの消化酵素で消化できない。

014 | CHAPTER 2 | 糖質

SECTION 2.2 単糖の構造

1 単糖類

- 単糖は糖質の最小の単位であり、炭素の数の違いにより分類される。主要な単糖は、五炭糖（ペントース）および六炭糖（ヘキソース）であり、ペントースではリボース、デオキシリボースが、ヘキソースではグルコース、フルクトース、ガラクトースが代表的である。

2 単糖の構造

- 糖質は、アルデヒド基またはケトン基をもつ多価アルコールのため、単糖にも水酸基が複数ある。分子式は同じであるが、原子の並び方が異なる構造異性体を生じる。
- 不斉炭素（15, 16ページの図参照）を有するため、多くの立体異性体を有する。
- 五炭糖以上では、溶液中で環状構造となり異性体の種類はさらに増える。

3 単糖の異性体

（1）構造異性体　アルドースとケトース

- 構成する原子の数や種類は完全に同じであるにもかかわらず、原子の結合順序が異なるものを構造異性体という。
- グルコースとフルクトースはいずれも$C_6H_{12}O_6$であるが、グルコースはアルデヒド基を、フルクトースはケトン基をもつため、構造が異なる。
- 糖質の分子内にアルデヒド基をもつものをアルドース、ケトン基をもつものをケトースと総称する。

（2）立体異性体

- 構成する原子の数と種類が同じで、さらに原子の結合順序も同じであるにもかかわらず、空間的な配置が異なるものを立体異性体という。

A. 鏡像異性体（エナンチオマー）

- 不斉炭素を中心として、鏡に映し出した関係にあるものを鏡像異性体という。分子を回転させても互いに重なり合わない。
- アルデヒド基またはケトン基から最も離れた不斉炭素に結合している水酸基（OH基）の向きにより、D型（不斉炭素の右側に結合）とL型（不斉炭素の左側に結合）に分けられる。D型とL型で生理活性は異なる。
- 天然に存在する糖の多くはD型である。

B. 鏡像異性体以外の立体異性体（ジアステレオマー）

- 立体異性体のうち、鏡像異性体でないものをジアステレオマーという。
- いくつかの不斉炭素原子のうち1ヶ所だけ配置が異なるものをエピマーという。たとえば、D-グルコースとD-マンノースは2位の炭素の水酸基の向きが異なるエピマーである。同じくD-グルコースとD-ガラクトースもエピマーである。
- 五炭糖以上の単糖では水溶液中で環状構造をとる。グルコースの場合、環状構造になることで1位の炭素も不斉炭素となるため、水酸基の結合の向きにより異性体を生じる。この炭素をアノマー炭素といい、この異性体をアノマーという。糖の場合、α型とβ型が存在する。

単糖 単糖は、最も単純な糖質であり、糖の最小の単位である。アルデヒド基またはケトン基をもつ多価アルコールのため、水酸基が複数ある。アルデヒド基もしくはケトン基をもつため、分子式は同じであるが、原子の並び方が異なる構造異性体を生じる。また、不斉炭素（下図参照）を有するため、多くの立体異性体を有する。さらに、五炭糖以上の炭素数をもつ糖では、直鎖構造だけでなく、水溶液中で環状構造となり異性体の種類はさらに増える。

異性体 分子式は同じだが、構造が異なるもの

構造異性体
構成する原子の数や種類は同じであるが、結合順序が異なるもの

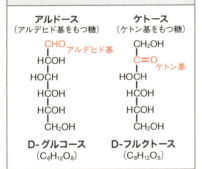

立体異性体
構成する原子の数と種類は同じで、さらに原子の結合順序も同じであるにもかかわらず、空間的な配置が異なるもの

不斉炭素
4つの互いに異なる原子または原子団が結合した炭素原子を不斉炭素という

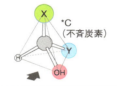

ここから矢印の方向に眺め、投影し表したものが右上のフィッシャー投影式の構造である

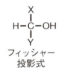

フィッシャー投影式で表すと、右のようになる。縦の結合は奥に向かっており、横の結合は手前に向いている。

本テキストでは横の結合を削除して右のように表しているものもある。

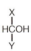

左の分子はグルコースであるが、不斉炭素は赤く示した2位〜5位の炭素である。たとえば、5位の炭素に着目すると、4つの異なる原子および原子団が結合している。そのためこの5位の炭素は不斉炭素である。

グルコースの場合、4つの不斉炭素があるため、左記の不斉炭素に結合している水素と水酸基（OH基）を適宜入れ替えると異なる分子となる。

鏡像異性体（エナンチオマー）
鏡に映し出した関係の空間配置をしている。回転させても、お互いに重なり合わない。

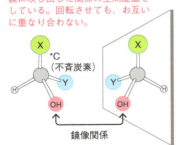

アルドースの場合、アルデヒド基から最も離れた不斉炭素に結合する水酸基が右側のものがD型、左側のものがL型。

グルコースの場合、アルデヒド基から最も離れた不斉炭素は、5位の炭素である。その炭素の右側に水酸基が結合しているものがD-グルコースとなる。その鏡像関係にある分子は、L-グルコースである。

ケトースの場合、ケトン基から最も離れた不斉炭素に結合する水酸基の向きで判断する。

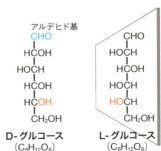
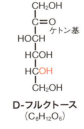

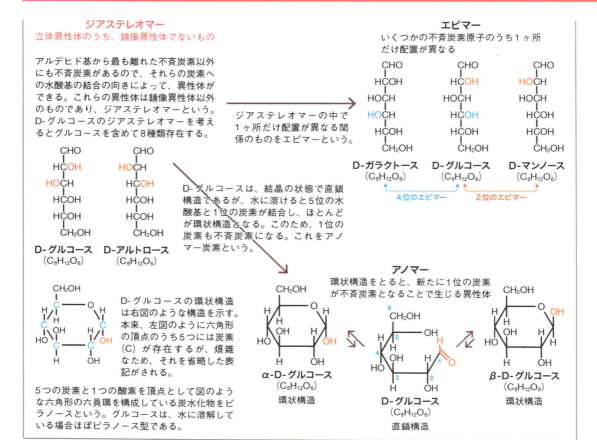

確認問題

以下の文章が正しい（○）か否（×）かを判断しましょう。

2.1 糖質の基礎

1. マルトースは、α-1,6グリコシド結合をもつ。 （ × ）
2. でんぷんは、β-1,4グリコシド結合をもつ。 （ × ）
3. アミロペクチンの分岐構造は、グリコーゲンよりも少ない。 （ ○ ）
4. セルロースは、α-1,4グリコシド結合をもつ。 （ × ）
5. アミロースは、α-1,6グリコシド結合をもつ。 （ × ）
6. デオキシリボースは、リボースから酸素1原子が除去されたものである。 （ ○ ）
7. グリコーゲンは、β-1,4グリコシド結合によってグルコースが重合したものである。 （ × ）

2.2 単糖の構造

8. ガラクトースは、六炭糖のケトースである。 （ × ）
9. 天然の糖質には、D型よりもL型が多い。 （ × ）
10. グルコースのD型とL型の生理活性は同じである。 （ × ）
11. グルコースはアノマー性水酸基の方向で、α型とβ型に区別される。 （ ○ ）

ポイント

- 糖質からATPが生成される代謝の流れを理解しよう（解糖系、クエン酸回路、電子伝達系、酸化的リン酸化）
- 糖質の貯蔵およびその利用について理解しよう（グリコーゲン合成と分解）
- 食事による糖の供給および貯蔵した糖が不足した場合の代謝を理解しよう（糖新生）
- 還元力と核酸の前駆体を生成する代謝を理解しよう（ペントースリン酸経路）
- 各代謝において、役割、代謝がおこなわれる細胞の場所や組織、酸素の必要性、関わる補酵素（構成するビタミン）を整理しよう

重要語句

解糖系、クエン酸回路、電子伝達系、酸化的リン酸化、グリコーゲン、糖新生、ペントースリン酸経路、ウロン酸回路、細胞質、ミトコンドリア、好気的代謝、嫌気的代謝

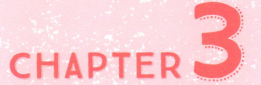

CHAPTER 3

糖質の代謝

- SECTION 3.1 解糖系
- SECTION 3.2 クエン酸回路
- SECTION 3.3 電子伝達系と酸化的リン酸化
- SECTION 3.4 グリコーゲン代謝
- SECTION 3.5 糖新生
- SECTION 3.6 ペントースリン酸経路
- SECTION 3.7 ウロン酸回路
- SECTION 3.8 糖代謝のまとめ

SECTION 3.1 解糖系

1 解糖系の概略

- グルコースが嫌気的にピルビン酸もしくは乳酸に分解される過程を解糖といい、その一連の代謝を解糖系という。
- 解糖系の代謝はすべて細胞質で行われ、グルコース1分子からピルビン酸（もしくは乳酸）2分子とATP2分子を生成する。
- 解糖系における主要な役割は、嫌気的にATPを生成することであり、ミトコンドリアをもたない赤血球では、ATP生成を解糖系に依存する。骨格筋では酸素量が相対的に少ないため、過度な運動時のATP生成は解糖系に依存する。
- 解糖系の速度の調節は、反応①③⑨で行われ、いずれも不可逆的である。いずれの酵素もキナーゼで、ATPが関わる反応である。
- 反応⑥⑨では、基質が有する高エネルギー結合を分解することで得られる自由エネルギーによってADPがリン酸化され、ATPが生成する（基質レベルのリン酸化）。

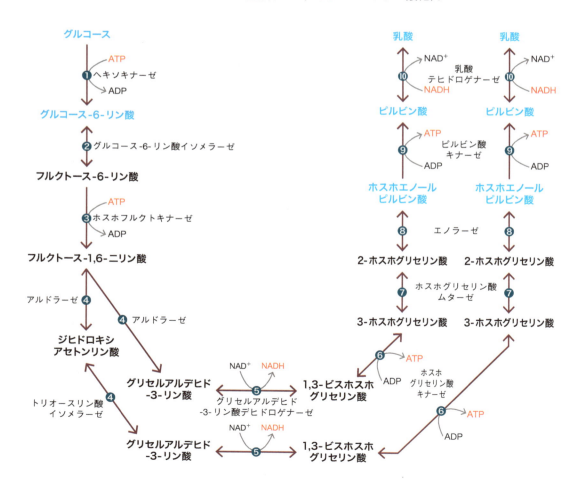

2 解糖系の反応

1つずつ書いてみよう！

1番目の反応

グルコース → グルコース-6-リン酸

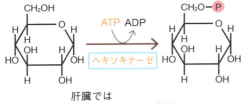

肝臓では
グルコキナーゼも利用

2番目の反応

グルコース-6-リン酸 → フルクトース-6-リン酸

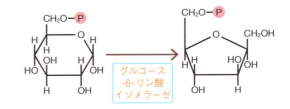

（続き）

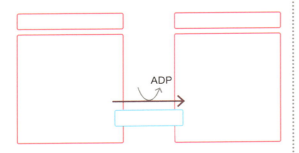

グルコース-6-リン酸

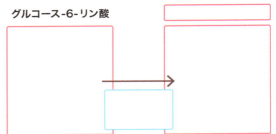

3番目の反応

フルクトース-6-リン酸 → フルクトース-1,6-ニリン酸

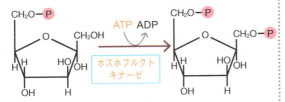

解糖調節の主要反応

フルクトース-6-リン酸

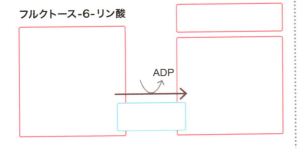

One Point！
ヘキソキナーゼとグルコキナーゼ

反応①で利用されるヘキソキナーゼには4種類のアイソザイムが存在する。骨格筋ではK_m値の低い（K_m 0.1 mmol/L）ヘキソキナーゼIが主に機能し、肝臓ではこれに加えてK_m値の高い（K_m 10 mmol/L）グルコキナーゼ（ヘキソキナーゼIV）が機能している。これにより、食後、高濃度のグルコースが肝臓に流れ込んでも速やかに代謝可能となる（低K_m値の酵素では低濃度のグルコースで最大反応速度に達してしまう）。

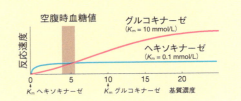

CHAPTER 3 糖質の代謝

4番目の反応

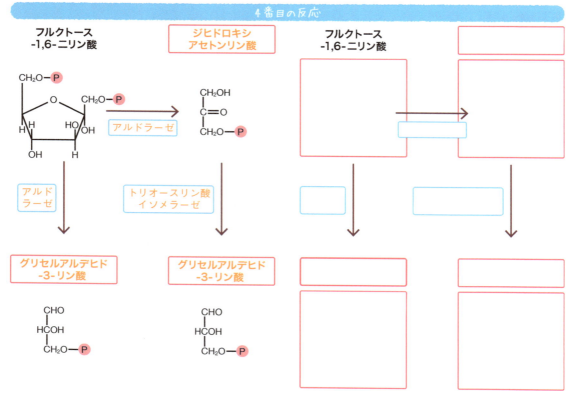

5番目の反応

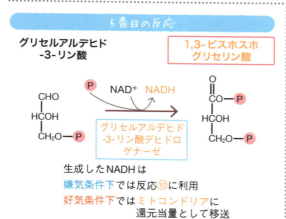

生成したNADHは
嫌気条件下では反応⑩に利用
好気条件下ではミトコンドリアに還元当量として移送

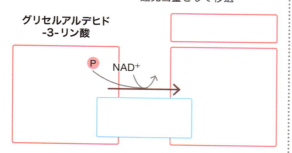

6番目の反応

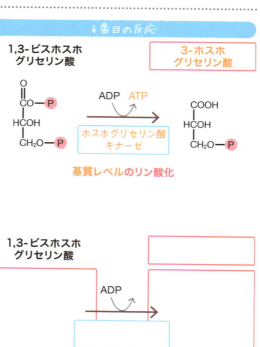

基質レベルのリン酸化

3.1 | 解糖系 | 021

7番目の反応

3-ホスホグリセリン酸 → **2-ホスホグリセリン酸**

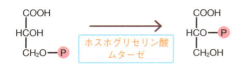

3-ホスホグリセリン酸

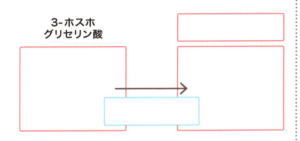

8番目の反応

2-ホスホグリセリン酸 → **ホスホエノールピルビン酸**

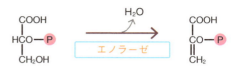

2-ホスホグリセリン酸

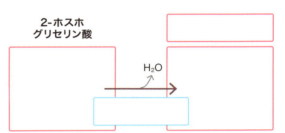

9番目の反応

ホスホエノールピルビン酸 → **ピルビン酸**

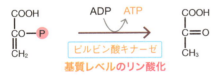

基質レベルのリン酸化

生成したピルビン酸は
嫌気条件下では反応⑩に利用
好気条件下ではミトコンドリアに移送

ホスホエノールピルビン酸

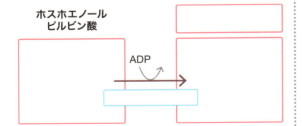

10番目の反応

ピルビン酸 → **乳酸**

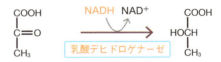

嫌気条件下の場合、進行する

ピルビン酸

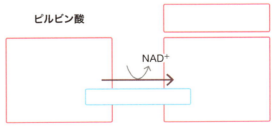

022 | CHAPTER 3 | 糖質の代謝

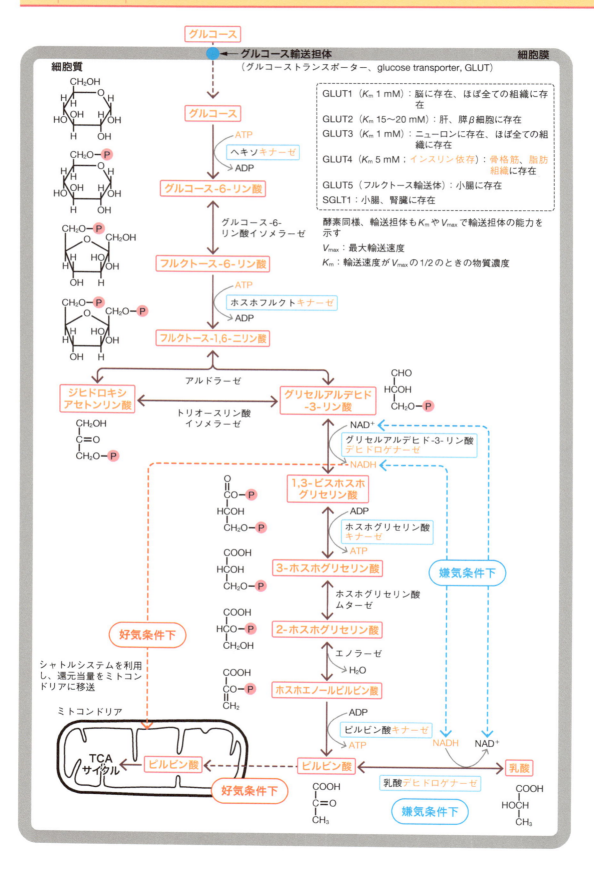

3.1 解糖系

全体を書いてみよう！

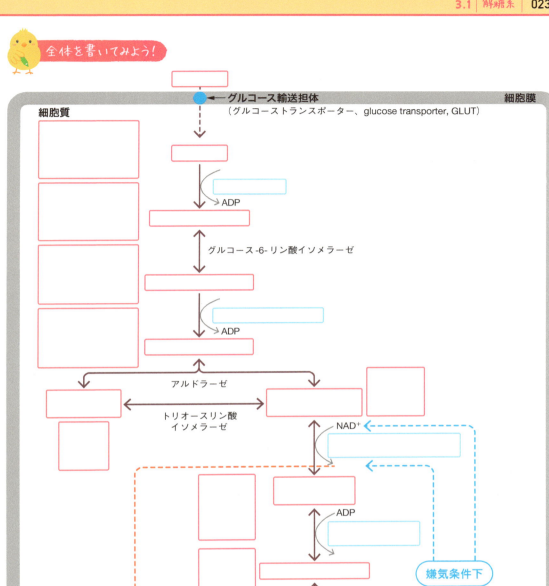

SECTION 3.2 クエン酸回路

1 解糖系で得られたピルビン酸の輸送

- 細胞質で解糖され得られたピルビン酸は、細胞内に酸素が十分存在すればミトコンドリアに輸送され、アセチルCoAに変換される。
- ピルビン酸からアセチルCoAが生成される反応では、5つの補酵素（NAD^+、CoA、チアミンピロリン酸、リポ酸、FAD）を利用する。
- ピルビン酸からアセチルCoAが生成される反応では、NADH、CO_2が生成される。
- ピルビン酸からアセチルCoAへの反応は不可逆であるため、この反応で代謝されることによりクエン酸回路で代謝されることが決まる。

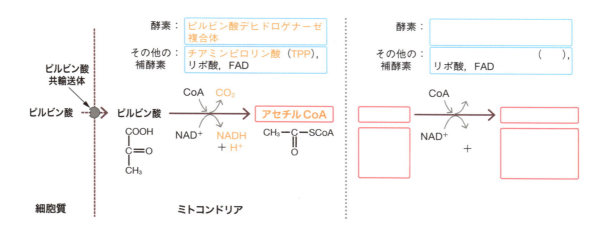

One Point!

ビタミンB_1欠乏症「脚気」の原因

ビタミンB_1の欠乏症として脚気が知られており、神経障害によって下肢の痺れなどを引き起こす。最悪な場合死に至る。このような症状はどうして起きるのだろうか？　これにはピルビン酸からアセチルCoAへの反応が関係している。この反応でチアミンピロリン酸が補酵素として利用される。この補酵素はチアミン（ビタミンB_1）を構成要素とする。そのためこのビタミンが欠乏すると、解糖からクエン酸回路への橋渡しができなくなる。クエン酸回路にアセチルCoAを供給するのは脂肪酸の酸化分解でもできるので、多くの細胞ではすぐに問題にならないが、神経細胞はグルコースのみをエネルギー源として利用するため、上記の橋渡しが障害されるとATPが明らかに不足する。この結果、脚気を生じるのである。

2 クエン酸回路の概略

- クエン酸回路は好気的代謝であり、ミトコンドリアで行われる。
- クエン酸回路では、アセチルCoAとオキサロ酢酸を用いてクエン酸を生成し、その後7段階の反応を通じてアセチルCoAの酸化分解を行う。
- クエン酸回路は電子伝達系と酸化的リン酸化と共に機能し、大量のATPを生成する。
- クエン酸回路では、基質から得たe^-とH^+を運ぶ還元当量（NADHとFADH$_2$）が生成される。
- クエン酸回路では、基質レベルのリン酸化によりグアノシン三リン酸（GTP；ATPと等価）が生成される。
- クエン酸回路は糖質、脂質、たんぱく質の酸化分解における共通の最終代謝である。
- クエン酸回路の中間代謝産物からアミノ酸、グルコース、脂質など多くの生体に必要な物質が作られる。

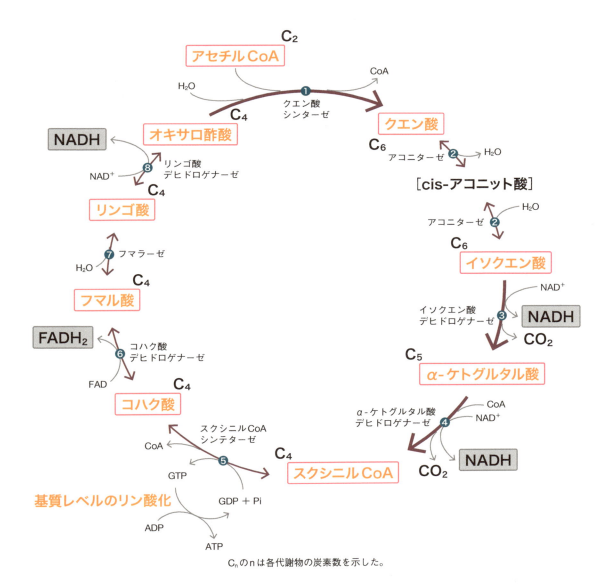

C$_n$のnは各代謝物の炭素数を示した。

CHAPTER 3 糖質の代謝

3 クエン酸回路の反応

1つずつ書いてみよう！

1番目の反応

オキサロ酢酸　　　クエン酸

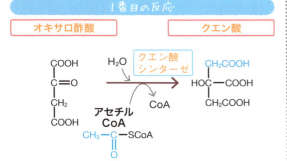

2番目の反応

クエン酸　　[cis-アコニット酸]　　イソクエン酸

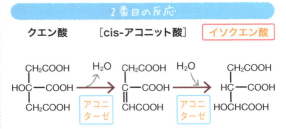

3番目の反応

イソクエン酸　　α-ケトグルタル酸

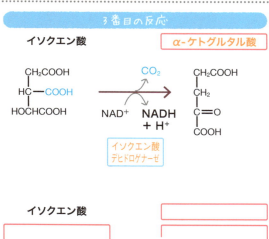

4番目の反応

α-ケトグルタル酸　　スクシニルCoA

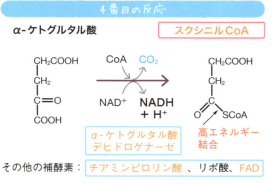

その他の補酵素：チアミンピロリン酸 、リポ酸、FAD

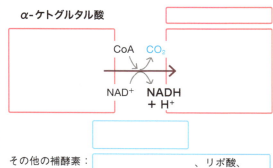

その他の補酵素：　　　　、リポ酸、

3.2 クエン酸回路

5番目の反応

スクシニルCoA → コハク酸

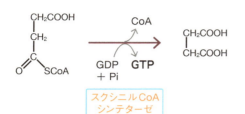

スクシニルCoA

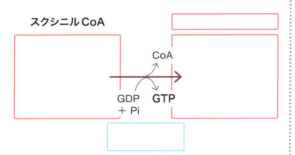

6番目の反応

コハク酸 → フマル酸

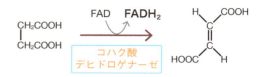

コハク酸

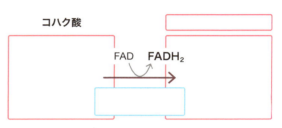

7番目の反応

フマル酸 → リンゴ酸

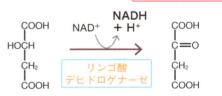

フマル酸

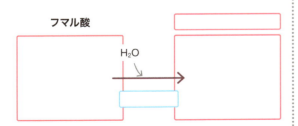

8番目の反応

リンゴ酸 → オキサロ酢酸

リンゴ酸

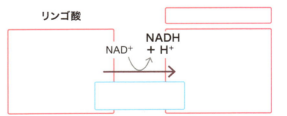

028 CHAPTER 3 | 糖質の代謝

全体を書いてみよう！　答えは25ページ

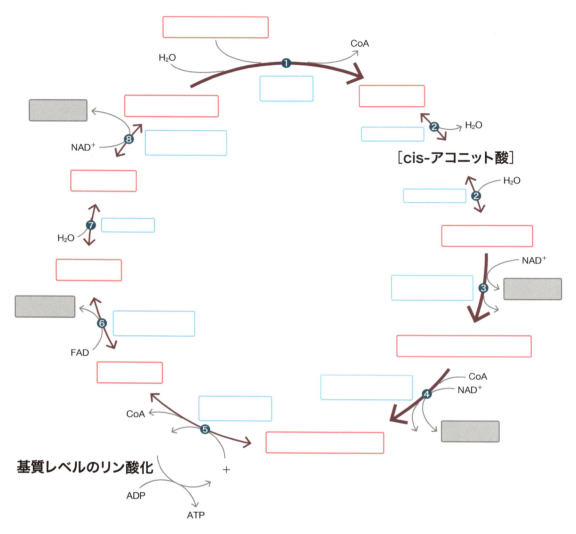

[cis-アコニット酸]

基質レベルのリン酸化

4 クエン酸回路から酸化的リン酸化に至るまでの概観

- クエン酸回路は、電子伝達系と酸化的リン酸化（後述）と併せて理解することが大切である。
- グルコース、脂肪酸、アミノ酸を酸化分解して得られたアセチルCoAをクエン酸回路でさらに酸化分解し、アセチルCoAのアセチル基から電子（e^-）を奪い、その電子を電子伝達系に供給する。
- 電子伝達系で得られる自由エネルギーを使って水素イオン（H^+）をミトコンドリア内腔（マトリックス）から膜間腔（内膜と外膜の間隙）に汲み出す。この結果、内腔と膜間腔との間にH^+濃度勾配ができる。
- この濃度差によりH^+が再び内腔に流れ込むとき、ADPがリン酸化されATPができる（酸化的リン酸化）。
- これらの代謝の一連が好気的代謝であるのは、電子伝達系を流れた電子を最後に受け取る酸素分子（O_2）を必要とするためである。

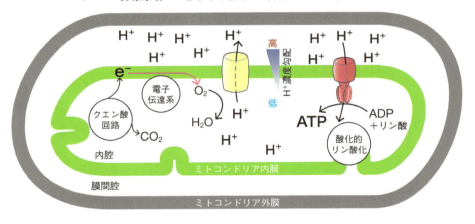

▼クエン酸回路＋電子伝達系＋酸化的リン酸化の概観

SECTION 3.3 電子伝達系と酸化的リン酸化

1 電子伝達系と酸化的リン酸化の概略

- 電子伝達系と酸化的リン酸化は、ミトコンドリア内膜に存在するたんぱく質を利用して行われる。
- 電子伝達系は呼吸鎖ともよばれる。
- 電子伝達系は、ミトコンドリア内膜のたんぱく質群に順次電子（e^-）を伝達する。
- 電子伝達系において、e^-を最終的に受け取るのは酸素分子である。
- 電子伝達系で得られた自由エネルギーを利用して、水素イオン（H^+）をミトコンドリア内腔から膜間腔（ミトコンドリア内膜と外膜の間隙）に運び出し、H^+濃度勾配を生み出す。

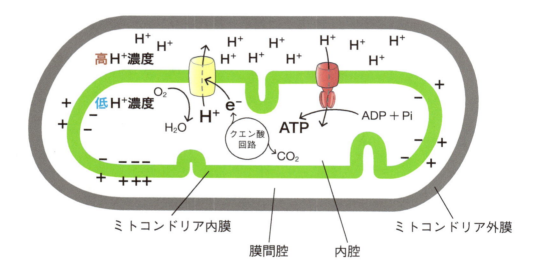

2 電子伝達系と酸化的リン酸化の反応

- 酸化的リン酸化では、ミトコンドリア内腔と膜間腔のH$^+$濃度差を利用し、ATP合成酵素を経てH$^+$を再び内腔に運ぶ。このときADPにリン酸を結合してATPを生成する。
- H$^+$を内腔に運び込むとき、ATP合成酵素に代わり脱共役たんぱく質（uncoupling protein; UCP）を利用するとATPが作られず、熱が生み出される。

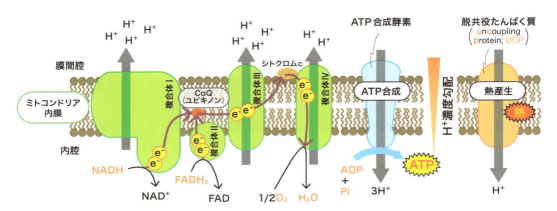

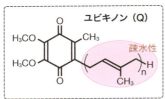

複合体Ⅰ：NADH-Qレダクターゼ複合体（NADHデヒドロゲナーゼ）
複合体Ⅱ：コハク酸-Qレダクターゼ複合体（コハク酸デヒドロゲナーゼ）
複合体Ⅲ：Q-シトクロムcレダクターゼ複合体
複合体Ⅳ：シトクロムcオキシダーゼ

One Point!

電子伝達系を止める毒物

　強力な毒物の多くが電子伝達系を阻害することで毒性を生じることを知っているだろうか？たとえば、シアン化合物は電子伝達系の複合体Ⅳの機能を阻害し、電子の流れが妨げられる。電子を流せないことからH$^+$濃度勾配を生み出すことができず、酸化的リン酸化によるATP合成もできなくなる。複合体Ⅳでは電子を最終的に酸素に受け渡すため、これを阻害することで酸素利用はなくなり、呼吸を止めてしまう。同様に硫化水素や一酸化炭素も複合体Ⅳを阻害する。

SECTION 3.4 グリコーゲン代謝

1 グリコーゲンの合成

- グリコーゲンは、グルコースがα-1,4およびα-1,6グリコシド結合により結合した多糖である。
- グリコーゲンは、主に肝臓と骨格筋で合成・貯蔵される。
- グリコーゲンの合成は、細胞質で行われる。
- グリコーゲンの合成は、グルコース-6-リン酸からグルコース-1-リン酸への反応から始まる。この反応は分解のときにも利用する。
- グルコース-1-リン酸からUDP-グルコースを生成することで、グルコースを活性化し、その後の反応を進みやすくする。
- UDP（ウリジン二リン酸）は、高エネルギー結合をもったヌクレオチドである。
- グリコーゲンの合成は、膵β細胞から分泌されるホルモンであるインスリンによって促進される。
- グリコーゲン合成の律速酵素は、グリコーゲンシンターゼである。

▼グリコーゲン（glycogen）の合成

役割：エネルギー源として糖質を貯蔵する
概略：グルコース-6-リン酸 ⟶ グルコース-1-リン酸 ⟶ UDP-グルコース ⟶ グリコーゲン
組織：主に肝臓、骨格筋
代謝を行う場所：細胞質

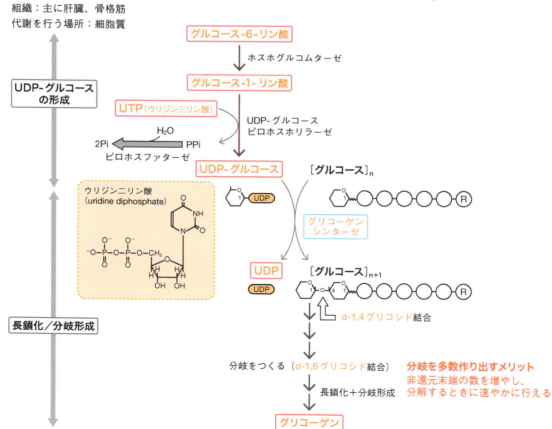

2 グリコーゲンの分解

- 肝臓グリコーゲンは、主に血糖値維持のために使われ、生体全体（特に脳）のエネルギー源として利用される。
- 骨格筋グリコーゲンは、骨格筋自身で解糖するために使われる。血糖値調節に直接利用できない。
- グリコーゲンの分解は、細胞質で行われる。
- グリコーゲンの分解は、合成と同じ経路を使わない。
- グリコーゲンの分解は、非還元末端から加リン酸分解によりグルコース-1-リン酸を生成する反応が主要な反応である。
- 生成されたグルコース-1-リン酸はグルコース-6-リン酸に変換された後、肝臓ではグルコースにされ、骨格筋では解糖系ですぐに利用される。
- 肝臓グリコーゲンの分解は、膵α細胞から分泌されるホルモンであるグルカゴンによって促進されるが、骨格筋グリコーゲンの分解は、グルカゴンによって促進されない。
- 骨格筋グリコーゲンは、アドレナリンによって分解が促進される。
- グリコーゲン分解の律速酵素は、グリコーゲンホスホリラーゼである。

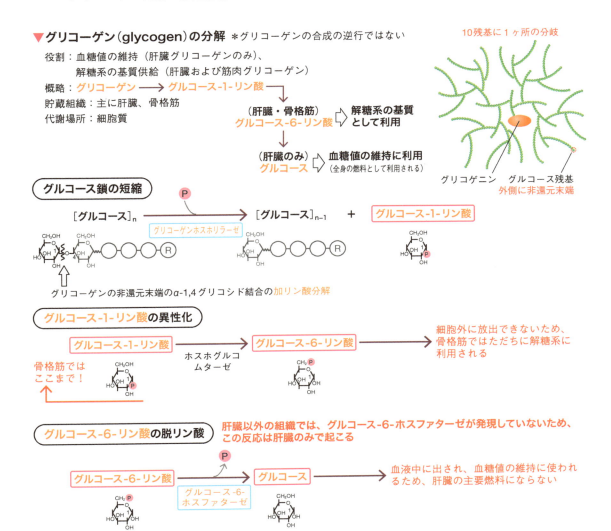

SECTION 3.5 糖新生

1 糖新生の概略

- 空腹時かつ肝臓グリコーゲンによる血糖値調節もできないとき、糖質でない物質からグルコース（もしくはグリコーゲン）を合成する代謝を糖新生という。
- ピルビン酸、乳酸、一部のアミノ酸（糖原性アミノ酸）からグルコース（もしくはグリコーゲン）を生成する。
- 12〜24時間の絶食時、長時間の運動時に促進される。
- 糖新生では、ATPを利用する。
- 糖新生を行う主な器官は、肝臓である。
- 糖新生の代表的な律速酵素は、ホスホエノールピルビン酸カルボキシキナーゼである。
- **糖新生は、解糖系の完全な逆行ではなく、以下の解糖系の3反応が別の経路になっている。**
    - ピルビン酸→ホスホエノールピルビン酸（解糖系の反応⑨の逆行）
    - フルクトース-1,6-二リン酸→フルクトース-6-リン酸（解糖系の反応③の逆行）
    - グルコース-6-リン酸→グルコース（解糖系の反応①の逆行）

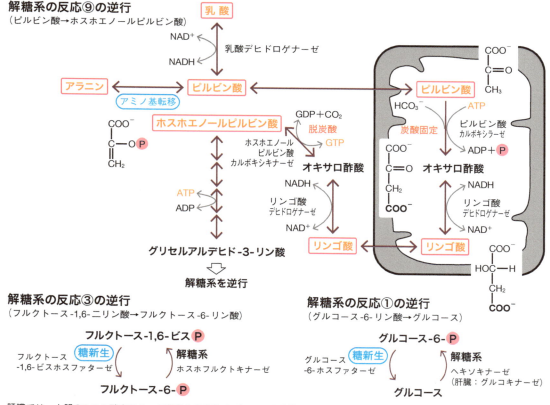

肝臓では、上記の2つの酵素によって解糖と糖新生のバランスを調節する

3.5 | 糖新生

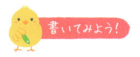

解糖系の反応⑨の逆行

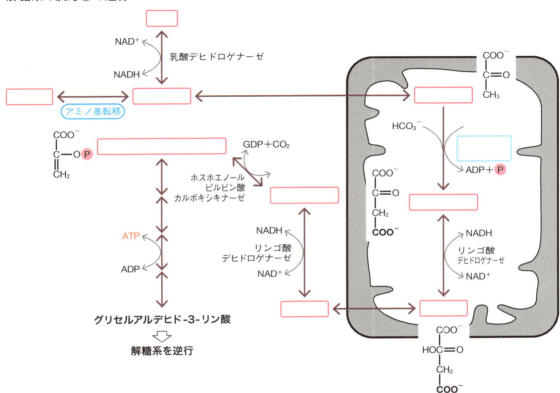

解糖系の反応③の逆行

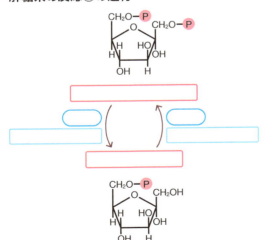

解糖系の反応①の逆行

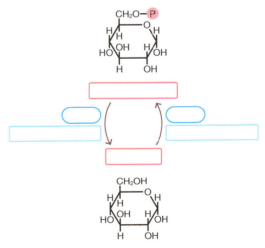

2 コリ回路

- コリ回路は臓器間の協働（肝臓と骨格筋）により作られた代謝である。
- 激しい運動などによって骨格筋の解糖系で作られた乳酸は、肝臓に送られて糖新生される。
- 骨格筋から乳酸を輸送することにより、骨格筋における乳酸アシドーシスを防ぐ。

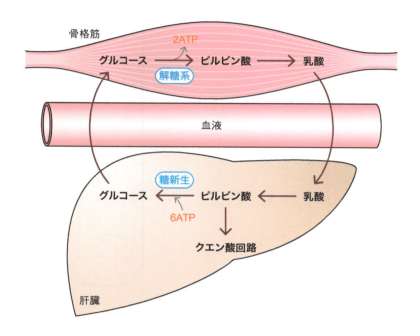

One Point!
酸素負債の解消と運動後の息切れ

激しい運動をすると骨格筋への酸素供給が不足し、解糖により乳酸が生成する。乳酸はコリ回路によって肝臓の糖新生でグルコースにされる。しかし、糖新生では多くのATPを必要とする。このATPはクエン酸回路を使って好気的代謝をすることで作り出されるため、酸素を必要とする。激しい運動後にしばらくゼエゼエとあえぐのは、この酸素を補給するためである。これにより、運動中に生じた酸素負債を解消している。本来酸素を使ってATPを作るはずのところを、酸素を使わないでATPを作ったため、運動後も激しく呼吸を続け、足りなかった分の酸素を返済しているのである。

3 グルコース-アラニン回路

- コリ回路と同じように、グルコース-アラニン回路は臓器間の協働（肝臓と骨格筋）により作られた代謝である。
- グルコース-アラニン回路は、骨格筋のグリコーゲンを間接的に血糖値調節に利用するために用いられる。
- グルコース-アラニン回路は、骨格筋で分岐鎖アミノ酸（バリン、ロイシン、イソロイシン）をエネルギーにするときに不要になったアミノ基をアラニンとして肝臓に送るためにも使われる。
- 骨格筋でグリコーゲンを分解し、解糖により生成したピルビン酸にアミノ基を転移し、アラニンを生成する。これを肝臓に送った後、糖新生してグルコースをつくり、血糖値維持のために血液に放出する。これは筋グリコーゲンを利用した間接的な血糖値調節といえる。

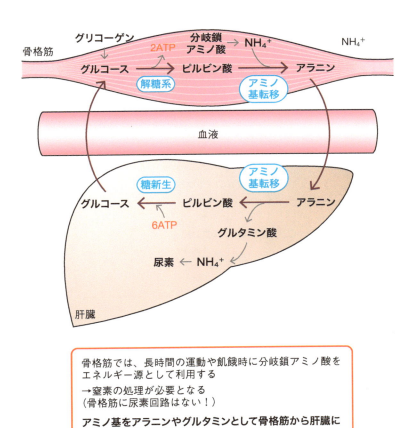

SECTION 3.6 ペントースリン酸経路

1 ペントースリン酸経路の概略

- ペントースリン酸経路の主要な役割は、NADPH（還元力の供給）およびリボース-5-リン酸を合成することである。
- NADPHは脂肪酸の合成やコレステロールの合成に利用される。
- リボース-5-リン酸は、DNAやRNA、ATPなどヌクレオチドの構成成分として利用される。
- ペントースリン酸経路の基質は、グルコース-6-リン酸である。
- ペントースリン酸経路は、あらゆる組織の細胞の細胞質で行われる。特に脂肪酸合成やコレステロール合成が盛んな肝臓、乳腺、副腎のほか、赤血球などで活発に行われる。

2 ペントースリン酸経路の化学反応

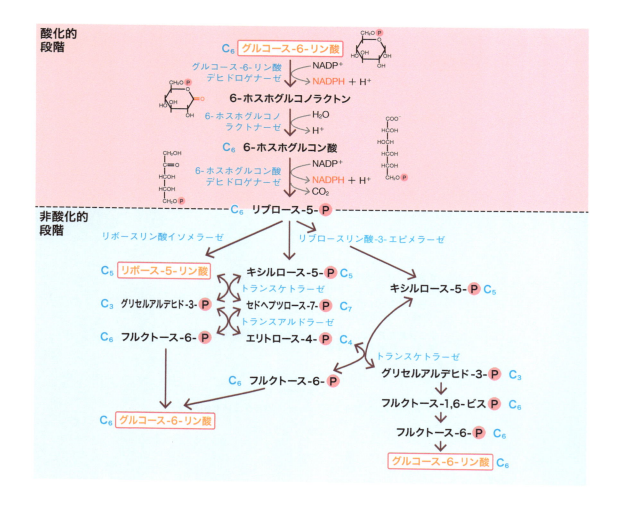

3.6 ペントースリン酸経路

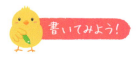

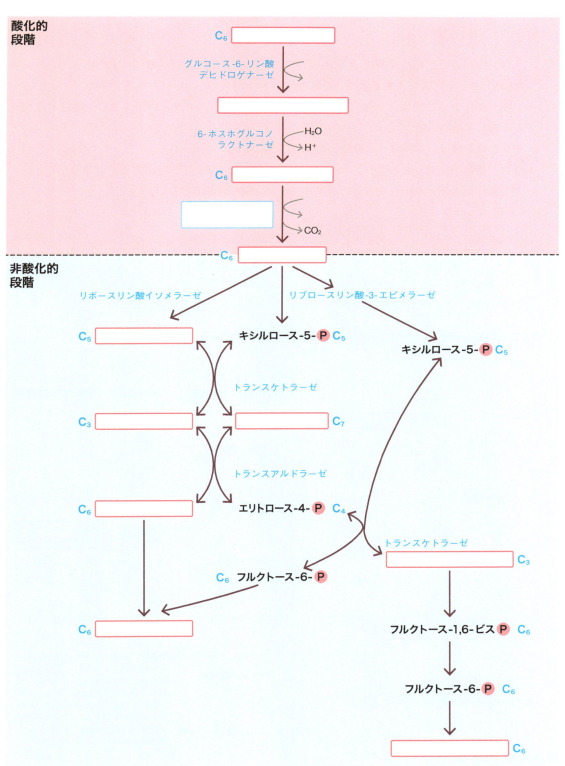

SECTION 3.7 ウロン酸回路

- ウロン酸回路の主要な役割は、UDP-グルクロン酸、アスコルビン酸（ヒトの場合、合成できない）、ペントースを合成することである。
- UDP-グルクロン酸は、生体異物や薬物を排泄するため、それらのグルクロン酸抱合をつくるときに利用される。
- グルクロン酸は、グルコースの酸化によって生じる。
- ウロン酸回路では、グルコース-6-リン酸を基質にアスコルビン酸が生成される。ただし、ヒトを含めた霊長類やモルモットではアスコルビン酸合成ができない。

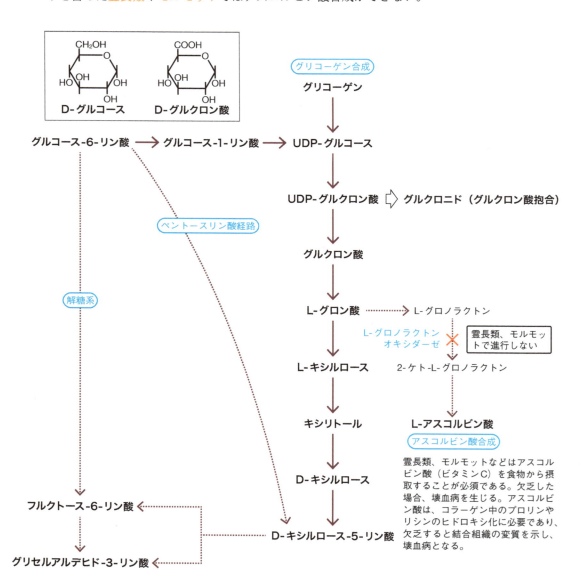

SECTION 3.8 糖質代謝まとめ

- 糖の代謝は、ATP生成と直結しており、嫌気的代謝の解糖系と好気的代謝のクエン酸回路（電子伝達系と酸化的リン酸化と共役）が中心的な役割を担っている。
- 最終的な酸化分解反応を担うクエン酸回路では、基質から得た電子を受け取ったNADHやFADH$_2$が生み出され、それを電子伝達系と酸化的リン酸化で利用し、大量のATPを生成する。
- 糖質の貯蔵には、グリコーゲン代謝（分解・合成）が重要である。
- グリコーゲンが不足すると、糖でない物質から糖新生を行う。
- 一方、生体内で高分子（脂肪酸やコレステロールなど）を合成する場合、NADPHを必要とし、そのためにペントースリン酸経路が存在する。
- これらの代謝図をひとつにまとめると、グルコース-6-リン酸、ピルビン酸が糖質代謝の分岐点となっていることがわかる。
- グルコース-6-リン酸から解糖系、グリコーゲン合成、ペントースリン酸経路に、ピルビン酸からクエン酸回路、糖新生、嫌気的発酵（乳酸生成）に分岐する。

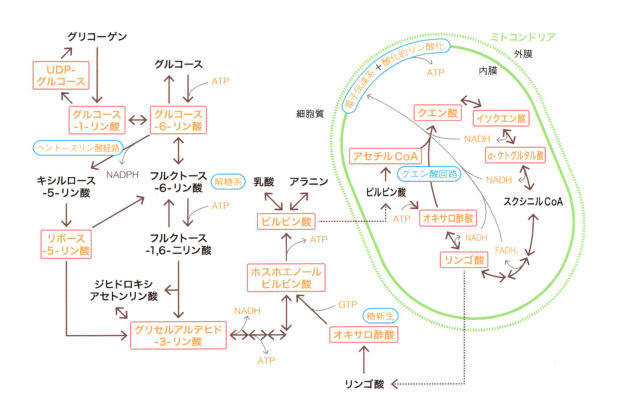

確認問題

以下の文章が正しい（○）か否（×）かを判断しましょう。

3.1 解糖系

❶ 解糖系は、ミトコンドリア内に存在する代謝経路である。 （×）

❷ 解糖系では、1分子のグルコースから2分子のピルビン酸または乳酸が生成される。 （○）

❸ グルコースが解糖系によって嫌気的に代謝されると、クエン酸が生成する。 （×）

❹ インスリンは、骨格筋でグルコース輸送体（GLUT4）に作用する。 （○）

❺ インスリンは、肝臓へのグルコースの取り込みを抑制する。 （×）

❻ 乳酸デヒドロゲナーゼは、乳酸からオキサロ酢酸を生成する。 （×）

3.2 クエン酸回路

❼ オキサロ酢酸とアセチルCoAはともにピルビン酸から生成される。 （○）

❽ 解糖経路を構成する酵素によって触媒される反応は、すべて可逆的に進行する。 （×）

❾ アセチルCoAは、リンゴ酸と反応してクエン酸回路に入る。 （×）

❿ ビタミンB_1は、ピルビン酸デヒドロゲナーゼの補酵素である。 （○）

⓫ クエン酸回路には、基質レベルのリン酸化反応がある。 （○）

3.3 電子伝達系と酸化的リン酸化

⓬ ミトコンドリアには、水素イオンの濃度勾配を利用してATPを合成する酵素が存在する。 （○）

⓭ 酸素分子は、ミトコンドリアの電子伝達系で電子供与体としてはたらく。 （×）

⓮ 電子伝達系に関わる酵素は、ミトコンドリア内腔（マトリックス）に存在する。 （×）

3.4 グリコーゲン代謝

⓯ 脳は脂肪酸を分解し、エネルギー源として利用する。 （×）

⓰ グリコーゲン合成酵素の反応では、UDP-グルコースからグルコース残基が供給される。 （○）

⓱ グリコーゲンホスホリラーゼによる反応生成物はグルコースである。 （×）

⓲ 細胞内でのグリコーゲンの分解は、分岐部に達すると停止する。 （×）

⓳ グルカゴンは筋肉細胞中のグリコーゲン分解を促進する。 （×）

⓴ グリコーゲンホスホリラーゼは、グリコーゲンの加水分解を触媒する。 （×）

㉑ 骨格筋では、グリコーゲンがグルコースに変換される。 （×）

㉒ グリコーゲンホスホリラーゼは、グリコーゲン合成の律速酵素である。 （×）

㉓ 骨格筋細胞は、脂肪酸をグルコースに変換する作用をもつ。 （×）

㉔ 肝臓のグリコーゲンは、血糖値の維持に利用される。 （○）

SECTION 3.5 糖新生

㉕ 肝臓は、筋肉中で生成した乳酸をピルビン酸に変換して代謝することができる。 （○）

㉖ グルコース-6-ホスファターゼは、解糖系の酵素である。 （×）

㉗ オキサロ酢酸からのグルコースの合成は、ミトコンドリア内で進行する。 （×）

㉘ アセチルCoAは、糖新生の基質となる。 （×）

㉙ 肝臓では、グルコース-6-リン酸がグルコースに変換される。 （○）

㉚ グルコキナーゼは、糖新生系の酵素である。 （×）

㉛ 糖新生は、筋肉で行われる。 （×）

SECTION 3.6 ペントースリン酸経路

㉜ ペントースリン酸経路は、NAD$^+$の還元型（NADH）の生産に役立っている。 （×）

㉝ ペントースリン酸経路は、ミトコンドリアに存在する。 （×）

㉞ グルコースは、ペントースリン酸経路で代謝されATPを生じる。 （×）

SECTION 3.7 ウロン酸回路

㉟ ウロン酸回路は、グルクロン酸抱合に用いられるUDP-グルクロン酸の生産に役立っている。

（○）

㊱ アスコルビン酸は、ヒトで合成可能である。 （×）

㊲ グルクロン酸は、グルコースの酸化によって生じる。 （○）

ポイント

- 脂質の定義・種類・特性を理解しよう
- 生体における重要な脂質と役割を覚えよう
- 各脂質の名称、化学構造、生体における意義を理解しよう

重要語句

脂肪酸、トリアシルグリセロール、リン脂質、ステロイド、単純脂質、複合脂質、誘導脂質

CHAPTER 4

脂質

SECTION 4.1 脂質の基礎

SECTION 4.2 脂質の構造

SECTION 4.1 脂質の基礎

1 脂質の定義

- 水に溶けず、クロロホルムやエーテルなどの有機溶媒に溶ける物質の総称。

2 脂質の種類

- 脂質は、単純脂質、複合脂質、誘導脂質に分けることができる。生体で重要な脂質として、脂肪酸、トリアシルグリセロール、リン脂質、ステロイドが挙げられる。

種類	特徴	例
単純脂質	アルコールと脂肪酸がエステル結合したもの	トリアシルグリセロール、ジアシルグリセロール、モノアシルグリセロール、ろう、セラミド
複合脂質	リン酸や糖を含む脂肪酸エステル	リン脂質、糖脂質、リポたんぱく質
誘導脂質	単純脂質や複合脂質から加水分解などによって生成する化合物	脂肪酸、グリセロール、ステロイド、ケトン体、脂溶性ビタミン

3 脂質の化学特性

- 定義で明らかなように、脂質の水への溶解性は低い。生体内は水が豊富なため、脂質の体内における挙動は糖質やたんぱく質・アミノ酸と異なる。
- 消化吸収の際には、胆汁酸によるエマルション化やミセル化を介して親水性を高める（水になじませる）必要があるし、血液中やリンパ液を輸送するためには、リポたんぱく質を形成することで水になじませる必要がある。
- 一方、リン脂質のように分子内に疎水性を示す部位と親水性を示す部位をもつ両親媒性の脂質は、リポたんぱく質や生体膜の形成に重要な役割を果たす。

4 脂質の生体での主要な役割

- **脂肪酸**：エネルギー源、必須脂肪酸としての作用、生理活性物質（エイコサノイド）の前駆体
- **トリアシルグリセロール**：脂肪酸の貯蔵形態
- **リン脂質**：生体膜の構成成分、リポたんぱく質の構成成分
- **ステロイド**：化合物が多岐にわたり、役割も多様である。エネルギー源にならない。
    コレステロール：生体膜の構成成分
    胆汁酸：脂質の消化吸収を助ける
    ステロイドホルモン：各ホルモン特有の機能

SECTION 4.2 脂質の構造

1 脂肪酸

- 炭化水素の末端がカルボキシ基（−COOH）である物質を脂肪酸という。
- 脂肪酸は、炭素の数、二重結合の数、立体構造の違い、二重結合の位置により分類される（下表）。

分類指標	基準	分類名	代表例
炭素数の数	6個以下 7〜12個 13個以上	短鎖脂肪酸 中鎖脂肪酸 長鎖脂肪酸	酢酸、プロピオン酸、酪酸 カプリル酸、ラウリン酸 パルミチン酸、リノール酸
二重結合の数	0個 1個以上	飽和脂肪酸 不飽和脂肪酸 　1個　　一価不飽和脂肪酸 　2個以上　多価不飽和脂肪酸	パルミチン酸、ステアリン酸 オレイン酸 リノール酸、α-リノレン酸
立体構造の違い	シス型 トランス型	シス型脂肪酸 トランス型脂肪酸	オレイン酸 エライジン酸
二重結合の位置	メチル基側から数えた 二重結合の位置	n-9系不飽和脂肪酸 n-6系不飽和脂肪酸 n-3系不飽和脂肪酸	オレイン酸 リノール酸、アラキドン酸 α-リノレン酸、エイコサペンタエン酸、ドコサヘキサエン酸

▼ 脂肪酸の構造表記

脂肪酸の炭化水素鎖の構造を示すと下記の左図のように炭素と水素を多数記述することになり煩雑である。したがって、脂肪酸の構造表記には右図のように炭素と水素とそれに関わる結合を省略して表記することがほとんどである。つまり、右図のジグザグ表記の各角には炭素が存在し、その炭素には水素が結合していることを理解しよう。

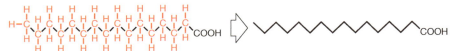

飽和脂肪酸（炭素鎖に二重結合を有しない脂肪酸）

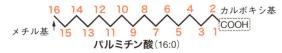

> 左記に示した16:0という表記の16は炭素数を示し、0は二重結合の数を表している。つまり、脂肪酸でこのような表記をみた場合、
>
> **炭素数：二重結合数**
>
> を表していることを理解しよう。

不飽和脂肪酸（炭素鎖に1つ以上の二重結合をもつ脂肪酸）
二重結合が1つのものを一価不飽和脂肪酸、2つ以上のものを多価不飽和脂肪酸という

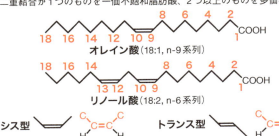

> 化学の規則では、炭素鎖の番号はカルボキシ基側から数える。しかし、n-3, n-6, n-9系列という分類は最もメチル基側に近い二重結合がメチル基側から何番目の炭素にあるかによって分けられている。たとえば、n-6系列なら、メチル基側から最も近い二重結合がメチル側から6番目の炭素にある。

2 トリアシルグリセロール

- グリセロールにある3つの水酸基に3つの脂肪酸のカルボキシル基とエステル結合したものをトリアシルグリセロールという。通常、摂取する油脂の95%程度がこれに相当する。トリグリセリドや中性脂肪とよぶこともある。

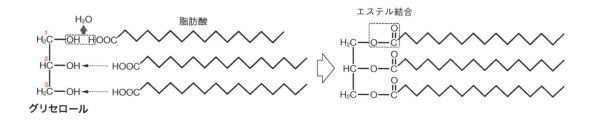

3 リン脂質

- アルコールに脂肪酸とリン酸、塩基が結合した複合脂質をリン脂質という。アルコールがグリセロールであるグリセロリン脂質と、スフィンゴシンであるスフィンゴリン脂質がある。
- グリセロリン脂質の場合、グリセロールの1,2位に脂肪酸を、3位にリン酸残基を結合している。通常、1位に飽和脂肪酸、2位に不飽和脂肪酸が結合している。リン酸残基はリン酸と塩基からなり、塩基にはコリン、エタノールアミン、セリン、イノシトールがある。生体膜の脂質二重層およびリポたんぱく質の構成に重要な物質である。
- スフィンゴリン脂質の場合、スフィンゴシンに脂肪酸が結合したセラミドに、リン酸と塩基が結合している。コリンが結合したものをスフィンゴミエリンといい、生体に存在するスフィンゴ脂質の85%程度を占める。
- リン脂質は、両親媒性物質（分子内に親水性を示す部分と、疎水性を示す部分をもつ）である。

▼グリセロリン脂質の基本構造

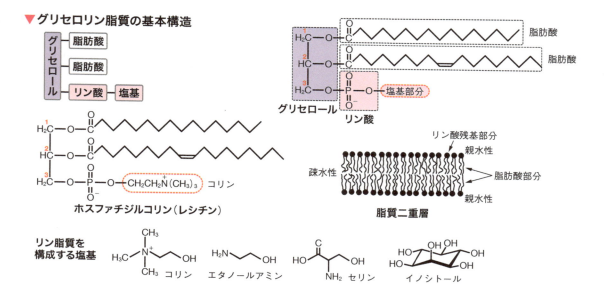

▼スフィンゴリン脂質の基本構造

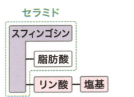

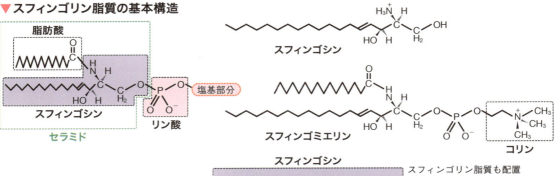

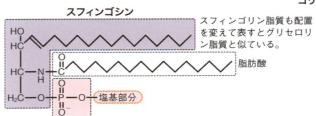

4 ステロイド

- ステロイド骨格を有する物質を総称してステロイドという。
- 代表的なステロイドには、コレステロール、胆汁酸、ステロイドホルモン（性ホルモン、糖質コルチコイドなど）がある。
- 動物の主要なステロイドはコレステロールであり、生体膜の構成成分として膜の安定化に関与している。また、胆汁酸、ステロイドホルモン、ビタミンDの前駆体でもある。コレステロールは脂質ではあるが、エネルギー源として利用されない。
- 生体内のコレステロールには3位の水酸基に脂肪酸がエステル結合したエステル型コレステロールが多く、遊離型よりも多い。

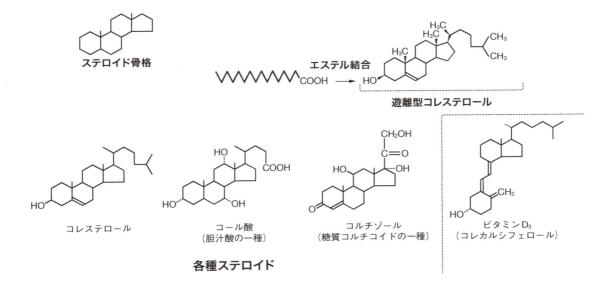

各種ステロイド

確認問題

以下の文章が正しい（○）か否（×）かを判断しましょう。

SECTION 4.1 脂質の基礎

❶ パントテン酸は、複合脂質である。 （×）

❷ グルコースは、両親媒性分子である。 （×）

SECTION 4.2 脂質の構造

❸ α-リノレン酸は飽和脂肪酸である。 （×）

❹ オレイン酸はn-9系の一価不飽和脂肪酸である。 （○）

❺ ステアリン酸はn-6系の多価不飽和脂肪酸である。 （×）

❻ リノール酸はn-3系の多価不飽和脂肪酸である。 （×）

❼ ホスファチジルコリンは、両親媒性物質である。 （○）

❽ ステロイド骨格をもつ物質を総称して、コレステロールという。 （×）

❾ 1分子のジアシルグリセロールは、2分子のグリセロールを含む。 （×）

❿ 胆汁酸は、ステロイドである。 （○）

⓫ スフィンゴミエリンは、単純脂質である。 （×）

⓬ トリアシルグリセロールは、脂肪酸に3分子のグリセロールがエステル結合したものである。 （×）

ポイント

- 脂質からATPを生成する代謝の流れを理解しよう（トリアシルグリセロールの分解、β酸化、（以下、CHAPTER 3）クエン酸回路、電子伝達系、酸化的リン酸化）
- 過度に脂肪酸分解（β酸化）が進んだときに生じる代謝を理解しよう（ケトン体代謝）
- 脂肪の貯蔵について理解しよう（脂肪酸合成、トリアシルグリセロール合成）
- 脂肪酸から生成される生理活性物質を理解しよう（エイコサノイドの合成）
- 生体膜などの構成成分として欠かせないコレステロールの代謝を理解しよう（コレステロールの合成と分解）

重要語句

トリアシルグリセロール分解、β酸化、ケトン体、エイコサノイド、コレステロール、胆汁酸

CHAPTER 5

脂質の代謝

SECTION 5.1 トリアシルグリセロールの分解

SECTION 5.2 β酸化

SECTION 5.3 ケトン体代謝

SECTION 5.4 脂肪酸合成

SECTION 5.5 トリアシルグリセロールの合成

SECTION 5.6 エイコサノイドの合成

SECTION 5.7 コレステロール代謝

052 CHAPTER 5 | 脂質の代謝

SECTION 5.1 トリアシルグリセロールの分解

1 脂肪の分解

- 脂肪組織の役割のひとつは、エネルギー源である脂肪（トリアシルグリセロール）の貯蔵である。
- 絶食時、空腹時、長時間の運動時、糖尿病時には、糖質を利用したATP生成が低下するため、貯蔵脂肪の利用（脂肪分解）が促される。
- 脂肪組織における脂肪分解は、ホルモン感受性リパーゼにより行われる。
- ホルモン感受性リパーゼは、グルカゴンやアドレナリンにより活性化され、インスリンにより抑制される。
- 脂肪組織中のトリアシルグリセロールが分解されると脂肪酸とグリセロールが生成される。

2 脂肪酸とグリセロールの輸送

- 生成された脂肪酸は、アルブミンに結合し血中を経て、各組織に輸送される。
- 生成されたグリセロールは、血中を経て肝臓に輸送され、脂肪合成、解糖、糖新生のいずれかにより利用される。
- グリセロールを脂肪組織で再度利用することはできない。

> **One Point!**
>
> **なぜ糖尿病で血中遊離脂肪酸が増える？**
>
> 重篤な糖尿病患者の場合細胞内に取り込まれるグルコース量が少ないため、ATP生成の多くを脂肪酸の酸化に依存する。そのため、各組織でβ酸化が活発である。基質となる脂肪酸は、脂肪組織中のトリアシルグリセロールを大量に分解して得るため、血中の遊離脂肪酸濃度は高くなる。

5.1 トリアシルグリセロールの分解 | 053

▼脂肪組織中の脂肪の分解と利用

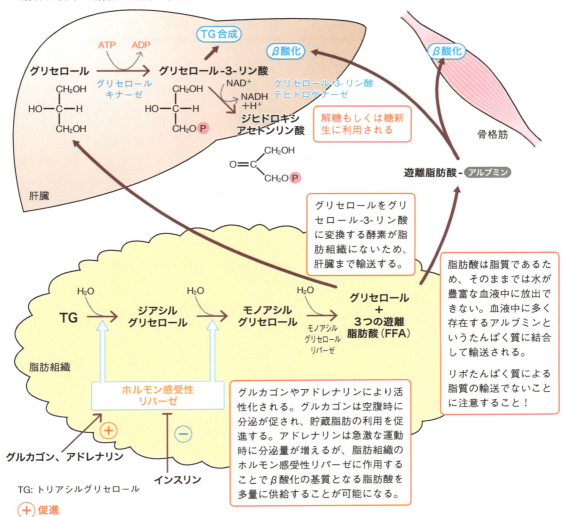

SECTION 5.2 β酸化

1 脂肪酸の活性化とミトコンドリアへの輸送

- 脂肪酸は細胞質で活性化され、アシルCoAに変換される。
- アシルCoAをミトコンドリア内に輸送するため、カルニチンを必要とする。
- アシルCoAのアシル基はカルニチンに転移され、アシルカルニチンとしてミトコンドリア内に輸送される。
- アシルCoAのミトコンドリア内への輸送は、マロニルCoAによって阻害される。

▼ カルニチンによってアシルCoA（活性化された脂肪酸）はミトコンドリア内に輸送される

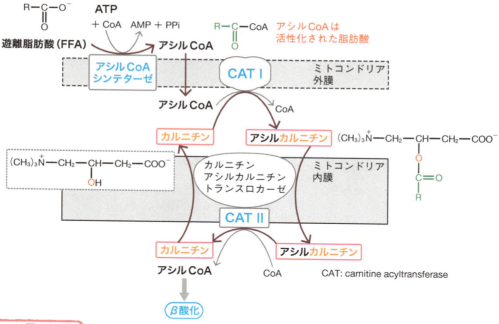

One Point!

体脂肪を燃やすために積極的にカルニチンを摂るべきか？

　β酸化により脂肪酸を燃焼させるため、脂肪酸をミトコンドリア内に輸送することが必要である。その輸送にはカルニチンが必要である。豚肉（274 mg/kg）に比べ、羊肉（1,900 mg/kg）は約7倍ものカルニチンを含んでいるため、羊肉を食べることでカルニチンを摂れば、β酸化による脂肪燃焼が進むともてはやされた。しかし、1日に必要なカルニチン量は10〜20 mgであり、しかも体内でこの量を十分合成できる。カルニチンを多く摂取したとしても、β酸化が活性化するわけではないので、羊肉を食べることによる脂肪燃焼は期待しない方がよいだろう。

2 β酸化の概略

- β酸化は好気的代謝であり、ミトコンドリアで行われる。
- β酸化では、酸化分解によりアシルCoA（活性化された脂肪酸）をカルボキシ側から炭素2個ずつ切断し、アセチルCoAとNADH、$FADH_2$を生成する。
- アセチルCoAをクエン酸回路（電子伝達系と酸化的リン酸化と共役）で、NADHと$FADH_2$を電子伝達系と酸化的リン酸化で代謝し、大量のATPが生成される。
- 糖質を利用してATP生成を行えない場合（たとえば、飢餓時や糖尿病時）、β酸化は盛んに行われる。
- β酸化、クエン酸回路はミトコンドリアマトリックスで行われ、電子伝達系と酸化的リン酸化はミトコンドリア内膜と膜間腔で行われる。すなわち、これらの代謝が連動して速やかに行われる。

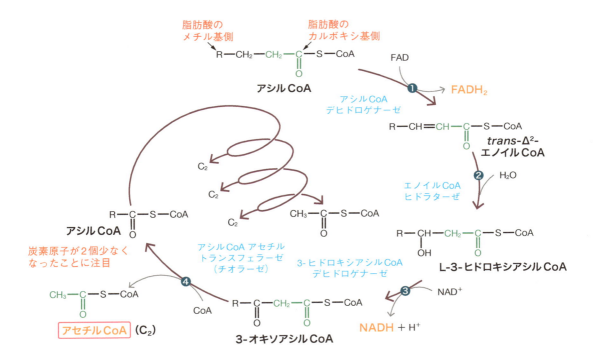

One Point!

冬眠中のクマのエネルギー源

冬眠中のクマはどのようにしてATPを得ているのだろうか？　小動物と異なり、冬眠時にクマの体温はさほど下がらない（32〜35℃）。つまり、多くのエネルギーを冬眠中にも必要とする（ハイイログマの場合、1日6,000 kcal）。冬眠中にえさを食べないため、冬眠前に貯め込んだ体脂肪が重要なエネルギーとなる（冬眠前のエネルギー摂取量は20,000 kcal/日）。体脂肪を分解して得られた脂肪酸をβ酸化してほぼすべてのエネルギーを得ている。冬眠中に飲水もしないが、代謝水によって十分まかなわれている。血糖値の維持は、脂肪を分解したときに生成されるグリセロールから糖新生することにより行われる。

CHAPTER 5 | 脂質の代謝

1番目の反応

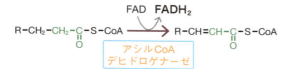

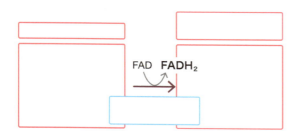

2番目の反応

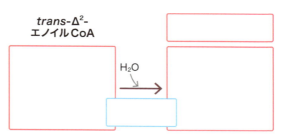

3番目の反応

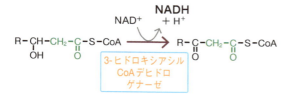

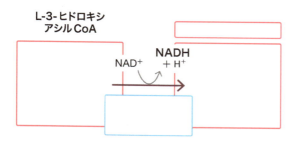

4番目の反応

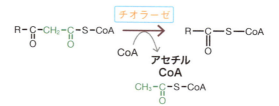

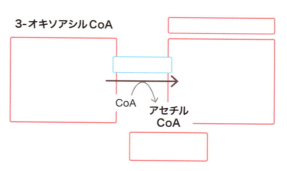

SECTION 5.3 ケトン体代謝

- ケトン体とは、アセト酢酸、β-ヒドロキシ酪酸、アセトンをいう。
- ケトン体は、β酸化が活発に行われるときに肝臓や腎臓のミトコンドリアで生成される。
- 生成されたケトン体を肝臓や腎臓で利用することはできない。
- ケトン体は血中に放出され、脳や骨格筋でエネルギー源として利用される。
- 脳は原則グルコースのみをエネルギー源として利用するが、飢餓状態ではケトン体を利用する。
- ケトン体生成が活発な場合、血中に多量のケトン体（アセト酢酸とβ-ヒドロキシ酪酸）が放出され、それらが酸性を示すためケトアシドーシスを引き起こす（糖尿病性ケトアシドーシス）。

▼ 脂肪酸のβ酸化が活発に行われた場合

活発な脂肪酸のβ酸化 → 多量のアセチルCoA → ケトン体生成 ｛アセト酢酸／β-ヒドロキシ酪酸／アセトン｝

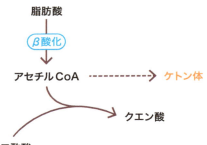

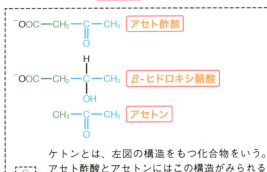

ケトンとは、左図の構造をもつ化合物をいう。アセト酢酸とアセトンにはこの構造がみられるが、β-ヒドロキシ酪酸にはない。したがって、ケトン体という名称は厳密には正しいとは言えないが、慣例的に使われている。

β酸化を活発にさせるのは、糖質を積極的にATP生成に利用できない場合である。たとえば、飢餓時のように糖質も含めて栄養素の摂取がほとんどない場合や、糖尿病のように細胞内にグルコースを取り込むことに障害がある場合などで、ATP生成を脂肪酸の酸化分解に依存する。β酸化によって生成されたアセチルCoAはクエン酸回路で利用され、電子伝達系と酸化的リン酸化と共役して、大量のATPが生成されるという流れが理想である。しかし、糖質を積極的に利用できないような場合、糖新生が活発であり、オキサロ酢酸は糖新生に利用される。そのため、アセチルCoAが圧倒的に多い状態となり、クエン酸回路の第一反応が滞る。その結果、アセチルCoAがケトン体生成に利用される。

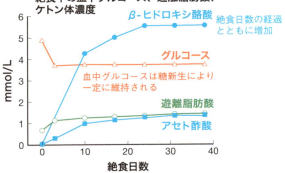

▼ケトン体の生成と利用

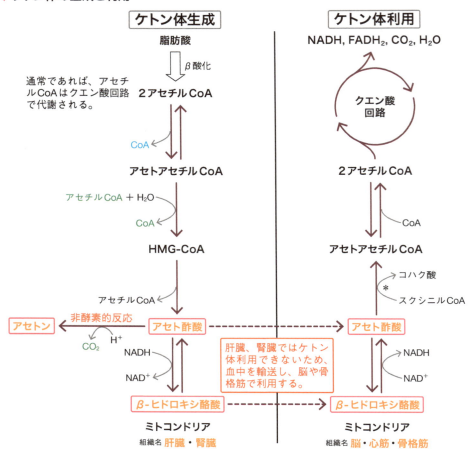

各反応は、それぞれ固有の酵素により行われるが、この代謝図では煩雑になるため、酵素名を省いた。

＊肝臓や腎臓では、この反応に関わる酵素がないため、ケトン体を利用できない。

SECTION 5.4 脂肪酸合成

1 脂肪酸合成の概略

- 通常、ヒトが必要とする脂肪酸は食事から十分まかなわれるため、仮に脂肪酸を合成できなくても生命の危機には陥らない。
- 過剰に糖質を摂取した場合、脂肪酸合成が活性化され、さらに脂肪合成（SECTION 5.5 参照）が促進される。
- 脂肪合成には、還元物質である NADPH を必要とする。
- 脂肪酸合成は細胞質で行われる。
- 脂肪酸合成は β 酸化の逆行ではない。
- アセチル CoA からマロニル CoA を合成する反応（第1段階；60ページ参照）が、律速段階である。
- 第2段階では、アセチル CoA とマロニル CoA をアシルキャリアたんぱく質（ACP）に結合させ、酵素反応により脂肪酸鎖を炭素2個ずつ伸長する。
- 脂肪酸合成は、インスリンにより活性化される。
- 脂肪酸合成の律速酵素は、アセチル CoA カルボキシラーゼである。

One Point!

飲酒における肝障害と脂肪肝

　エタノールは、酒として古くから嗜好品として利用されている。しかし、摂りすぎによる健康障害は多く、とりわけ肝障害はよく知られている。エタノールによる肝障害はなぜ生じるのだろうか？エタノールは肝臓で代謝を受けるが、その代謝が原因の1つである。

$$CH_3CH_2OH + NAD^+ \xrightarrow{\text{アルコールデヒドロゲナーゼ}} CH_3CHO + NADH + H^+$$
エタノール　　　　　　　　　　　　　　　　アセトアルデヒド

$$CH_3CHO + NAD^+ + H_2O \xrightarrow{\text{アルデヒドデヒドロゲナーゼ}} CH_3COOH + NADH + H^+$$
アセトアルデヒド　　　　　　　　　　　　　酢酸

　上記の2段階の反応によってエタノールは酢酸まで酸化され、このとき NADH が生成される。エタノールを過剰に摂取すると、NADH が高濃度に蓄積し、乳酸からピルビン酸への変換反応（解糖系の反応⑩の逆反応；SECTION 3.1参照）が進まず、糖新生が阻害される。このため、血糖値の低下と乳酸アシドーシスを生じる。また、NADH が蓄積することにより、β 酸化も阻害される。過剰な NADH は脂肪酸が必要であるというシグナルになるため、脂肪酸合成および脂肪合成が進み、脂肪肝を招く。

▼脂肪酸の合成

第1段階（この反応はアセチルCoAへの炭酸付加である）

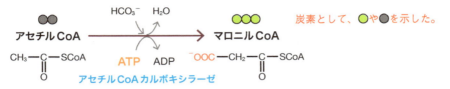

この反応はインスリンによって促進される。

第2段階（7種類の酵素による合成）

アセチルCoA ＋ 7マロニルCoA ＋ 14NADPH ＋ 14H$^+$ ⟶ パルミチン酸 ＋ 8CoA ＋ 7CO$_2$ ＋ 14NADP$^+$ ＋ 6H$_2$O

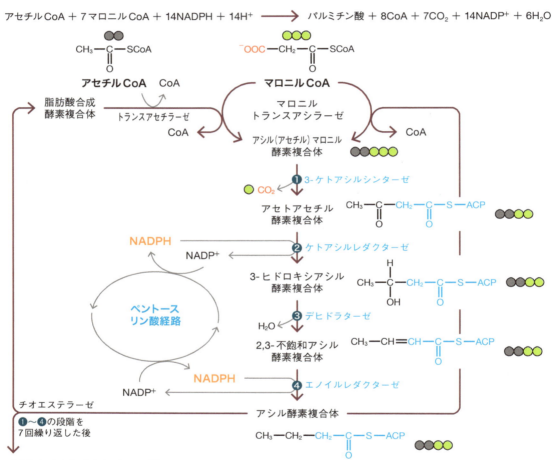

さらにこれとマロニルCoA（○○○）が結合する。その結果、○○○○○○が生成され、二酸化炭素として、1つ炭素（○）が外れ、○○○○○が生成される。さらにこれにマロニルCoAが結合して二酸化炭素として炭素が1つ外れるという形で、結果的に炭素が2個ずつ伸長していき、最終的にパルミチン酸（炭素16個）を合成する。

第1段階と第2段階をまとめると

8アセチルCoA ＋ 7ATP ＋ 14NADPH ＋ 14H$^+$ ⟶ パルミチン酸 ＋ 8CoA ＋ 7ADP ＋ 7リン酸 ＋ 14NADP$^+$ ＋ 6H$_2$O

脂肪合成の反応はわかりづらいが、結果的には炭素2個のアセチルCoAを8個使って、炭素16個のパルミチン酸を1個生成する過程であると考えればよい。ただし、高分子の物質を合成するため、エネルギー（ATP）を必要とするし、さらに還元力（NADPH）も必要とすることを覚えておくとよい。併せて、NADPHはペントースリン酸経路によって得られることを覚えておく。

2 脂肪酸の長鎖化と不飽和化

- 脂肪酸の長鎖化は脂肪酸の鎖長（炭素数）を伸ばすことをいう。炭素2個ずつ伸ばす。
- 長鎖化には伸長酵素（エロンガーゼ）が関わる。
- 脂肪酸の不飽和化は炭素鎖に二重結合を追加することをいう。
- 酵素には、Δ^9不飽和化酵素、Δ^6不飽和化酵素、Δ^5不飽和化酵素、Δ^4不飽和化酵素が利用される。
- n-9, n-6, n-3系不飽和脂肪酸は同系列内で長鎖化と不飽和化が進むため、系列を越えて脂肪酸が合成されることはない。

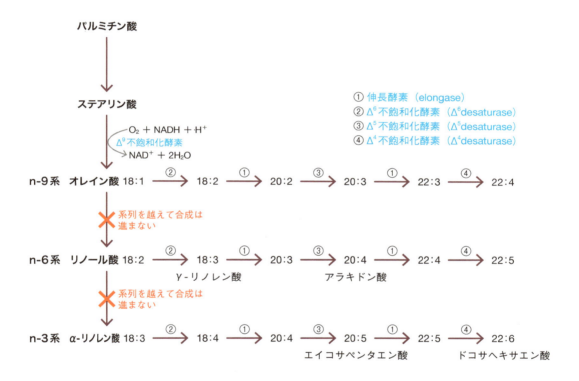

SECTION 5.5 トリアシルグリセロールの合成

- 脂肪酸はトリアシルグリセロールとして脂肪細胞の細胞質に貯蔵される。
- 臨床分野でよく使われる「トリグリセリド」は、トリアシルグリセロールの同意語である。
- トリアシルグリセロール合成は、インスリンにより促される。
- トリアシルグリセロール合成は、3つの段階からなる。①グリセロール-3-リン酸の形成、②脂肪酸の活性化（アシルCoAの生成）、③グリセロール-3-リン酸へのアシルCoAの結合である。

1 グリセロール-3-リン酸の形成

- グリセロール-3-リン酸の形成には2つの経路がある。
- ひとつは肝臓のみで行われる、グリセロールキナーゼによるグリセロールのリン酸化である。
- もうひとつは肝臓および脂肪組織で行われる、解糖系の中間産物であるジヒドロキシアセトンリン酸からの変換である。

2 脂肪酸の活性化（アシルCoAの生成）

- アシルCoAシンテターゼにより脂肪酸にCoAが付加され、脂肪酸が活性化される。この反応には、ATPを必要とする。
- 脂肪合成が促進されるような状態のとき、同時に脂肪酸合成も盛んに行われる。
- 脂肪酸合成の中間体であるマロニルCoAはアシルCoAのミトコンドリア内への輸送を強く阻害するため、トリアシルグリセロール合成が活性化するときアシルCoAがミトコンドリアでβ酸化に利用されない。

3 グリセロール-3-リン酸へのアシルCoAの結合

- アシルトランスフェラーゼによりグリセロール-3-リン酸に活性化された脂肪酸（アシルCoA）が結合される。
- トリアシルグリセロール合成の中間産物から、リン脂質合成も行われる。

▼ トリアシルグリセロールの合成

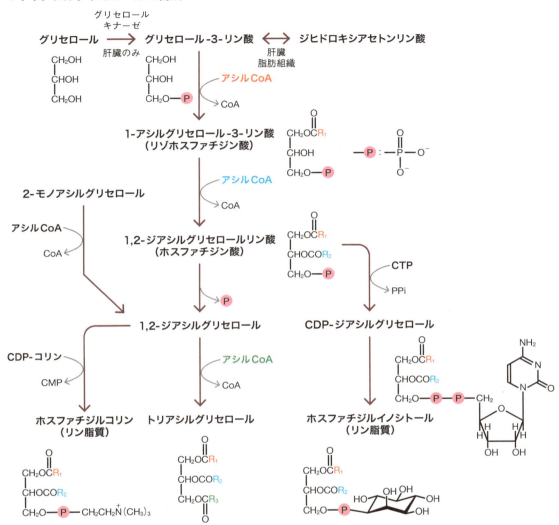

064 | CHAPTER 5 | 脂質の代謝

SECTION 5.6 エイコサノイドの合成

- エイコサノイド（イコサノイドともいう）は、炭素20個の多価不飽和脂肪酸から局所的に合成される生理活性物質である。
- エイコサノイドは、平滑筋の収縮・弛緩、血管の収縮・弛緩、胃粘膜の保護、血小板の凝集およびその抑制などに関わる。
- エイコサノイドには、プロスタグランジン、トロンボキサン、ロイコトリエンがある。
- エイコサノイド合成の主要な基質は、アラキドン酸およびエイコサペンタエン酸である。
- エイコサノイド合成の基質となる脂肪酸は、生体膜リン脂質からホスホリパーゼA_2により切り出される。
- プロスタグランジンおよびトロンボキサンの合成に関わる律速酵素はシクロオキシゲナーゼである。
- ロイコトリエンの合成に関わる律速酵素はリポキシゲナーゼである。

One Point!

化合物の命名に用いられる数字

　エイコサ（イコサ）はギリシャ語で20を示す。下記に示すような、ギリシャ語の数字の接頭辞を知っておくと、化学式の構造を理解しやすい。

　mono-（モノ、1）、di-（ジ、2）、tri-（トリ、3）、tetra-（テトラ、4）、penta-（ペンタ、5）hexa-（ヘキサ、6）、hepta-（ヘプタ、7）、octa-（オクタ、8）、nona-（ノナ、9）、deca-（デカ、10）、…、icosa-（イコサ、20）、docosa（ドコサ、22）

　「モノクロ（monochrome）」「トライアスロン（triathlon）」といった言葉も、ここからきている。

5.6 エイコサノイドの合成　065

▼生体膜の構造とリン脂質

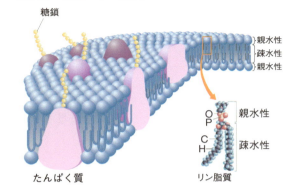

▼エイコサノイドの合成

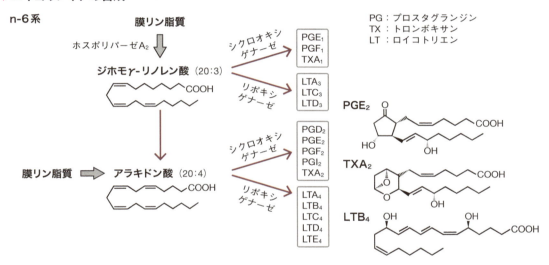

PG：プロスタグランジン
TX：トロンボキサン
LT：ロイコトリエン

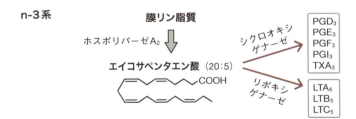

エイコサノイドの生理作用（一部）	
トロンボキサン	：血小板で生成、血管収縮、血小板凝集
PGI_2	：血管壁で生成、血小板凝集の抑制、血管拡張
プロスタグランジン	：平滑筋の収縮
PGD_2	：血小板凝集作用
PGE_2	：局所の血流増加作用、炎症時に放出
PGF_2	：子宮収縮作用
LTC_4、LTD_4、LTE_4	：気管支の筋肉を収縮、血管壁の透過性増加
LTB_4	：血管壁の透過性増加

SECTION 5.7 コレステロール代謝

1 コレステロールの合成

- コレステロールはほぼすべての組織で合成されるが、中でも肝臓と小腸での合成量が多い。
- アセチルCoAを基質として、コレステロールを合成する。
- コレステロール合成には、還元物質であるNADPHを必要とする。
- コレステロール合成は、細胞質と小胞体で行われる。
- コレステロール合成の律速酵素は、HMG-CoA還元酵素（HMG-CoAレダクターゼ）である。
- HMG-CoA還元酵素は、コレステロールによって阻害される。
- コレステロールは、胆汁酸とステロイドホルモンの前駆体、および生体膜の構成成分である。
- コレステロールはエネルギーにならない。

▼ コレステロールの合成

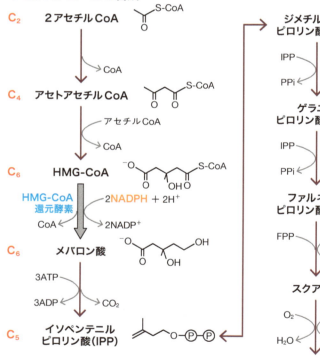

2 コレステロールの分解

- コレステロールの分解は、肝臓のみで行われる。
- コレステロール分解の律速酵素は、コレステロール7α-水酸化酵素である。
- コレステロールの分解産物は、胆汁酸である。
- 生成される胆汁酸は、一次胆汁酸のコール酸とケノデオキシコール酸である。

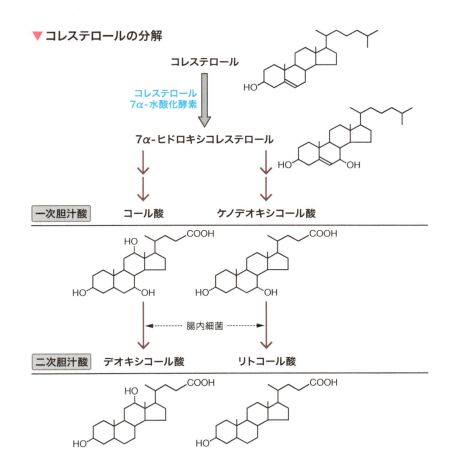

▼コレステロールの分解

3 腸肝循環

- 肝臓で生成された胆汁酸（一次胆汁酸）は胆汁中に含められ、胆のうに貯蔵される。
- 胆汁酸は十二指腸に分泌され、脂質の消化吸収を助ける。
- 脂質の消化吸収を助けた後、胆汁酸は回腸末端から能動輸送により95〜98%が再吸収され、門脈を経て肝臓に戻る。
- 肝臓で生成された胆汁酸が消化管に分泌され、再度肝臓に戻る一連の過程を腸肝循環という。
- 回腸末端からの再吸収を逃れた胆汁酸は大腸で腸内細菌により二次胆汁酸に変換され、最終的に糞便中に排泄される。

▼胆汁酸の腸肝循環

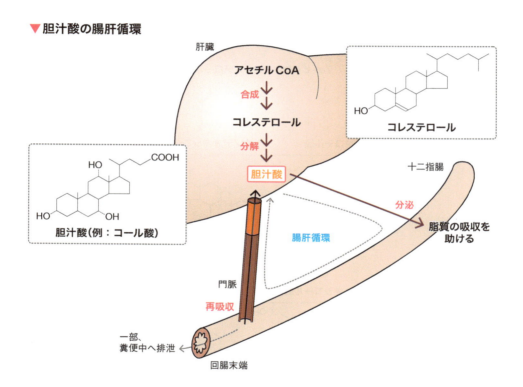

5.7 コレステロール代謝 **069**

確認問題

以下の文章が正しい（○）か否（×）かを判断しましょう。

SECTION 5.1 トリアシルグリセロールの分解とアシルCoAの生成

❶ ホルモン感受性リパーゼの活性化によって、血中遊離脂肪酸濃度は低下する。 （×）

❷ ホルモン感受性リパーゼの活性は、インスリンによって抑制される。 （○）

❸ ホルモン感受性リパーゼの活性は、グルカゴンによって抑制される。 （×）

❹ 空腹時の脂肪組織ではホルモン感受性リパーゼ活性は、低下する。 （×）

SECTION 5.2 β酸化

❺ 脂肪酸のβ酸化は、細胞質ゾルで行われる。 （×）

❻ アシルCoAのアシル基は、カルニチンに転移され、アシルカルニチンとして、ミトコンドリア膜を通過する。 （○）

❼ 空腹時の骨格筋では、脂肪酸のβ酸化は抑制される。 （×）

❽ 脂肪酸のβ酸化は、脂肪酸を水と二酸化炭素に分解する過程である。 （×）

SECTION 5.3 ケトン体代謝

❾ 脂肪酸の分解が亢進している状況下ではケトン体の合成が抑制される。 （×）

❿ ケトン体は肝細胞のミトコンドリア内で合成され、血液中に放出される。 （○）

⓫ 肝細胞はケトン体をエネルギー源として利用できる。 （×）

⓬ 筋肉細胞はケトン体をエネルギー源として利用できない。 （×）

⓭ 血中のケトン体が増加すると、血液pHは上昇する。 （×）

⓮ ケトン体は、主として肝臓外で合成され、肝臓でエネルギー源として利用される。 （×）

SECTION 5.4 脂肪酸合成

⓯ 脂肪酸合成の初発反応は、マロニルCoAの脱炭酸によるアセチルCoAの生成である。 （×）

⓰ 脂肪酸合成は、β酸化を逆行する反応である。 （×）

⓱ 脂肪酸合成に用いられる還元剤は、$NADP^+$の還元型（NADPH）である。 （○）

⓲ 脂肪酸合成は、ミトコンドリアで行われる。 （×）

⓳ エイコサペンタエン酸は、リノール酸から合成できる。 （×）

⓴ ヒトの細胞では、アラキドン酸はアセチルCoAから合成できる。 （×）

㉑ 肝細胞内で生成したクエン酸は、脂肪酸の合成材料となる。 （○）

㉒ 脂肪酸の合成には、ペントースリン酸経路で生成されたリボース-5-リン酸が必要である。 （×）

SECTION 5.5 トリアシルグリセロールの合成

㉓ エネルギー供給が過剰な場合、糖質からトリアシルグリセロールが合成される。 （○）

㉔ CTP（シチジン三リン酸）は、ホスファチジルコリンの合成に関与している。 （○）

㉕ ホスファチジルコリンの合成に必要なコリンは、UDP-コリンより供給される。 （×）

㉖ 脂肪組織におけるトリアシルグリセロールの分解で得られたグリセロールは、そこで再度脂肪合成に利用される。 （×）

SECTION 5.6 エイコサノイドの合成

㉗ ドコサヘキサエン酸は、エイコサノイドである。 （×）

㉘ エイコサノイドの前駆体は、炭素数22個の多価不飽和脂肪酸である。 （×）

㉙ 血小板凝集を抑制するエイコサノイドはない。 （×）

㉚ エイコサノイドには、血小板凝集を促進するものがある。 （○）

㉛ アラキドン酸は、プロスタグランジンの前駆体となる。 （○）

SECTION 5.7 コレステロール代謝

㉜ コレステロール合成の律速酵素は、HMG-CoA還元酵素である。 （○）

㉝ コレステロールの合成経路では、すべての炭素がアセチルCoAから供給される。 （○）

㉞ 小腸に分泌される胆汁酸の再吸収率は、50％以下である。 （×）

㉟ コレステロールは、胆汁酸合成の原材料である。 （○）

㊱ コレステロールは、正常な細胞膜には含まれていない。 （×）

㊲ コレステロールは、身体活動のためのエネルギー源となる。 （×）

> **ポイント**
> - アミノ酸の定義・基本の化学構造・性質を理解しよう
> - 生体におけるアミノ酸の役割を覚えよう（生体の構成成分、必須アミノ酸など）
> - たんぱく質を構成するアミノ酸20種類を覚えよう
> - アミノ酸・ペプチド・たんぱく質の関係を理解しよう
> - たんぱく質の高次構造を理解しよう

> **重要語句**
> アミノ酸、ペプチド、たんぱく質、ペプチド結合、必須アミノ酸、アミノ基、カルボキシ基、側鎖、αヘリックス、βシート

CHAPTER 6

たんぱく質とアミノ酸

SECTION 6.1 アミノ酸の基礎

SECTION 6.2 アミノ酸の側鎖と分類

SECTION 6.3 たんぱく質の構造

SECTION 6.1 アミノ酸の基礎

1 アミノ酸

- 分子内にアミノ基（–NH$_2$）とカルボキシ基（–COOH）を有する化合物をアミノ酸という。
- アミノ酸は、α炭素（カルボキシ基に結合した炭素）を中心にカルボキシ基、アミノ基、水素原子、固有の側鎖が結合した構造を持つ。
- たんぱく質を構成するアミノ酸は、α炭素にアミノ基が結合したα-アミノ酸である。ただし、環状構造をもつイミノ酸であるプロリンは例外であり、アミノ基を持たず、二級アミンになっている。
- α炭素に結合する4つの原子や原子団がすべて異なる場合、この炭素は不斉炭素（p15, 16参照）となり、鏡像異性体が存在する。L型とD型が存在し、互いに鏡像の関係にあり、異なる物質である。
- 自然界に存在するアミノ酸はL型である。ただし、グリシンは側鎖が水素原子であり、2つのH原子を結合しているため鏡像異性体を持たない。

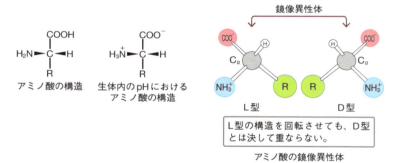

2 アミノ酸の性質

(1) 電気的性質

- 次ページの図に示したように、生体内のpH（ほぼ中性）の状態ではアミノ酸のカルボキシ基とアミノ基はイオン化している。それぞれ負と正の電荷を帯びているが、分子全体としてみると電気的に相殺しており中性である。
- 酸性にするとカルボキシ基の水素は解離しなくなり、分子全体として正の電荷を帯びる。一方、アルカリ性にするとアミノ基の電荷がなくなり、分子全体でみると負の電荷を帯びる。

酸性 / 中性 / アルカリ性

アミノ酸の解離

（2）水への親和性

- アミノ酸の側鎖の性質により水への親和性、すなわち溶解度は大きく変わる。
- イオン化しなくても側鎖に電気的な偏りがあれば水に親和性を示し、水に溶けやすい。このようなアミノ酸を親水性アミノ酸（もしくは極性アミノ酸）という。
- 一方、側鎖に電気的な偏りがないアミノ酸は水に溶けづらく、疎水性アミノ酸という。
- アミノ酸の水への親和性は、たんぱく質の性質にも反映される。

3 アミノ酸の生体での主要な役割

- アミノ酸の大きな役割の1つは、生体の構成成分（たんぱく質の構成成分）としての働きである。これには20種類のアミノ酸が関わるが、そのうち9種類は生体内で合成できないアミノ酸であり、必須アミノ酸（下表）とよぶ。そうでないアミノ酸を非必須アミノ酸という。
- また、ホルモンなど生理活性物質の前駆体としてはたらくアミノ酸（フェニルアラニン、チロシン、トリプトファンなど）もある。
- さらに、たんぱく質の構成成分とならない特殊なアミノ酸（オルニチン、シトルリン、γ-アミノ酪酸など）もあり、生体で重要な役割を果たしている。

アミノ酸の種類	アミノ酸	特徴
含硫アミノ酸	メチオニン	豆類のたんぱく質で不足しやすい メチオニンを前駆体としてシステインやシスチンが合成される
芳香族アミノ酸	フェニルアラニン トリプトファン	フェニルアラニンから非必須アミノ酸のチロシンが合成される
分岐鎖アミノ酸	バリン ロイシン イソロイシン	この3つのアミノ酸は、筋肉で比較的多く酸化分解される。
その他	リシン	穀類のたんぱく質で不足しやすい
	トレオニン	最後に発見された、たんぱく質を構成するアミノ酸
	ヒスチジン	最後に必須性が発見された必須アミノ酸

SECTION 6.2 アミノ酸の側鎖と分類

- アミノ酸の性質はその側鎖の性質に強く依存する。したがって、先にも触れた電気的性質や水への親和性もこの側鎖によって大きく変化する。そのため、さまざまな指標でアミノ酸の分類がされている。
- 一般的に、アミノ酸を水に溶解したときの液性によって分類する。
- アミノ酸はアルカリ性（塩基性）を示すアミノ基と酸性を示すカルボキシ基をもつため、この両者は相殺しあって中性を示す。液性に影響を与える側鎖がなければ、アミノ酸は中性となる。
- 側鎖にカルボキシ基があれば酸性アミノ酸となり、グルタミン酸、アスパラギン酸が相当する。
- 側鎖にアミノ基があれば塩基性アミノ酸となり、リシン、アルギニン、ヒスチジンがこれにあたる。
- 酸性アミノ酸、塩基性アミノ酸以外のアミノ酸は中性アミノ酸とよび、中性アミノ酸は側鎖によって以下のように分類される。

  ①分岐鎖アミノ酸：側鎖に分岐鎖を有するアミノ酸
  ②酸アミドアミノ酸：側鎖のカルボキシ基がアミドになったアミノ酸
  ③含硫アミノ酸：側鎖に硫黄を含むアミノ酸
  ④芳香族アミノ酸：側鎖にベンゼン環をもつアミノ酸
  ⑤イミノ酸：分子中に二級アミン（イミノ基）とカルボキシ基をもつアミノ酸

- 細胞内のpHは7.4付近であるため、中性アミノ酸はカルボキシ基およびアミノ基の両方が解離しており、それぞれ負と正の電荷を帯びているが、分子全体でみると電荷は中性である。
- 酸性アミノ酸の場合、側鎖にもカルボキシ基が存在するため、分子全体で負の電荷を帯びる。
- 塩基性アミノ酸は、側鎖にアミノ基やアミンを有するため、分子全体で正の電荷を帯びる。

6.2 アミノ酸の側鎖と分類

▼たんぱく質を構成する20種のアミノ酸の分類

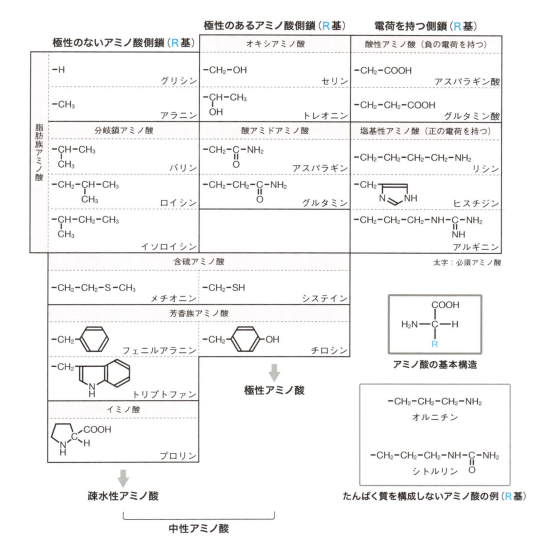

One Point!

たんぱく質を構成する21番目のアミノ酸

　たんぱく質を構成するアミノ酸は20種類だとさまざまな書籍で述べられている。しかし、ヒドロキシプロリンはコラーゲン中に見られるものの20種類のアミノ酸に含まれていない。ヒドロキシプロリンは、コラーゲンが成熟する過程で、プロリンの側鎖が水酸化されることで生成されるため、ヒドロキシプロリンに対応するmRNAのコドンは存在しない。一方、近年21番目のアミノ酸としてセレノシステインが発見された。システイン側鎖の硫黄がセレンに置き換わったものである。コドンはUGAが相当するが、実はこれは通常終止コドンとして働いている。しかし、ある条件がととのうとUGAをセレノシステインのコドンとして認識するのである。今後、たんぱく質を構成するアミノ酸は「21種類」であると覚える日も遠くないだろう。

SECTION 6.3 たんぱく質の構造

1 ペプチドの構造

- ペプチドとは、複数のアミノ酸がペプチド結合により重合したものである。
- ペプチド結合は一方のアミノ酸のカルボキシ基と、もう一方のアミノ酸のアミノ基が脱水縮合して形成される。
- ペプチドは、構成するアミノ酸の数に応じて、ジペプチド（アミノ酸2個）、トリペプチド（アミノ酸3個）、テトラペプチド（アミノ酸4個）といい、アミノ酸10個以下のものをオリゴペプチド、11個以上のものをポリペプチドという。
- 分子量が10,000以上（アミノ酸約70個以上）のものをたんぱく質という。

1 たんぱく質の構造

- たんぱく質は多数のアミノ酸がペプチド結合により鎖状に重合した構造をもつ。しかし、単純な鎖状で存在せず、それぞれのアミノ酸どうしが相互に作用し、互いに弱く結合したり、反発したりしているため、鎖が折りたたまれ立体構造をとる。この構造によりたんぱく質としての機能を発揮する。
- たんぱく質の立体構造は体系的に、一次構造から四次構造に分類して整理されている（下表）。
- 熱やpHによってたんぱく質の高次構造が崩れ、構造が変化することを変性という。このようにたんぱく質の構造が変化した場合、たんぱく質の機能変化を伴う（SECTION 1.1参照）。ただし、一次構造は変性によって変化しない。

構造	特徴
一次構造	たんぱく質を構成するアミノ酸が結合している順序のこと。アミノ酸配列とも表現される。一次構造（アミノ酸配列）に違いを生ずれば、たんぱく質の鎖の折りたたまれ方にも影響を及ぼし、そのたんぱく質の機能に変化を生じる。また、たんぱく質の一次構造はそのたんぱく質に固有であるため、たんぱく質そのものを特徴づける。
二次構造	アミノ酸どうしの相互作用（水素結合）によって折れ曲がってできる部分的な規則正しい構造。代表的なものとして、α–ヘリックス構造やβ–シート構造がある。
三次構造	比較的離れたアミノ酸どうしの相互作用（水素結合、静電的相互作用、ジスルフィド結合、疎水的相互作用など）により作られる立体構造。
四次構造	三次構造をもつ複数のたんぱく質が非共有結合で会合し、特定の空間的配置をとる構造。会合する1つ1つのたんぱく質をサブユニットとよび、サブユニットの数によって二量体、三量体などという。

6.3 | たんぱく質の構造 | 077

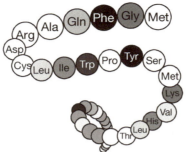

一次構造
アミノ酸配列のこと

一次構造が決まると、比較的離れたアミノ酸どうしの相互作用によりアミノ酸の鎖が折りたたまれ、たんぱく質は固有の三次構造（立体構造）をとる。

三次構造

二次構造
比較的近いアミノ酸どうしの相互作用により部分的に規則正しい構造を示す

緑と紫の矢印状部分は β シート

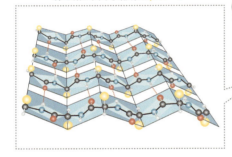

二次構造
比較的近いアミノ酸どうしの相互作用により部分的に規則正しい構造を示す

リボン状部分は α ヘリックス

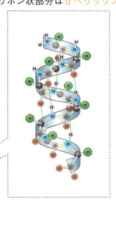

たんぱく質によっては、三次構造をとったたんぱく質がサブユニットとなり複数会合して初めて機能をもつものがある。このような会合構造を四次構造という。

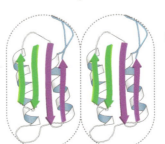

四次構造

078 CHAPTER 6 | たんぱく質とアミノ酸

確認問題

以下の文章が正しい（○）か否（×）かを判断しましょう。

SECTION 6.1 アミノ酸の基礎

❶ 自然界に存在するアミノ酸は、L型である。 （○）

❷ グリシンは、鏡像異性体を持たない。 （○）

❸ ヒトの必須アミノ酸は、8種類存在する。 （×）

SECTION 6.2 アミノ酸の側鎖と分類

❹ たんぱく質を構成する分岐鎖アミノ酸は、ロイシン、イソロイシン、リシンである。 （×）

❺ リシンは、酸性アミノ酸である。 （×）

❻ 硫黄を含んだアミノ酸が存在する。 （○）

❼ セリンは、リン脂質の構成成分の1つである。 （○）

SECTION 6.3 たんぱく質の構造

❽ ジスルフィド結合は、たんぱく質の一次構造の形成に関与する。 （×）

❾ たんぱく質の二次構造は、L型とR型の2種類に分けられる。 （×）

❿ 二次構造の1つとしてβシートがある。 （○）

⓫ αヘリックスは、2重らせん構造である。 （×）

⓬ たんぱく質の変性では、一次構造が変化する。 （×）

⓭ たんぱく質の一次構造の1つとして、αヘリックスがある。 （×）

ポイント

- 不要になったたんぱく質の分解方法を理解しよう（リソソーム系、ユビキチン-プロテアソーム系）
- 遊離アミノ酸の利用のされ方を理解しよう
- アミノ酸から作られる生理活性窒素化合物を整理しよう
- 不要なアミノ酸のアミノ基の代謝を理解しよう（アミノ基転移反応、脱アミノ反応、尿素回路）

重要語句

リソソーム、ユビキチン、プロテアソーム、アミノ基、炭素骨格、アミノ基転移反応、ビタミンB_6、ピリドキサルリン酸、脱アミノ反応、尿素回路、α-ケトグルタル酸、ピルビン酸、オキサロ酢酸、グルタミン酸、アラニン、アスパラギン酸、尿素

CHAPTER 7

アミノ酸の代謝

SECTION 7.1 たんぱく質の分解

SECTION 7.2 アミノ酸の利用

SECTION 7.3 アミノ基転移反応

SECTION 7.4 脱アミノ反応

SECTION 7.5 尿素回路

SECTION 7.1 たんぱく質の分解

1 常に行われるたんぱく質の分解

- 生体内では、常にたんぱく質が合成され、同時に分解もされている。成長期の子供や成長を終えた成人はたんぱく質が分解していることを意識できないが、たんぱく質分解は常時起きている。
- 合成した新生たんぱく質の30%程度は折りたたみ（立体構造）に問題を生じる。また、生体が必要としなくなったたんぱく質も常に生じる。このようなたんぱく質はただちに分解される。
- たんぱく質分解は細胞内でリソソーム系、ユビキチン-プロテアソーム系の2つの方法で行われる。
- 分解され生じたアミノ酸は、再度たんぱく質合成に利用されるものも多いが、一部は分解後排泄される。

(1) リソソーム系

- 細胞外の不要なたんぱく質や異常なたんぱく質、および不要な細胞小器官を分解する場合、リソソーム系を利用する。
- リン脂質からなる膜でたんぱく質を包み込み小胞を作り、それをリソソームと融合させる。
- リソソームに含まれるさまざまな加水分解酵素によりたんぱく質が分解される。
- この一連のたんぱく質分解をオートファジー（autophagy）といい、ATPは利用されない。

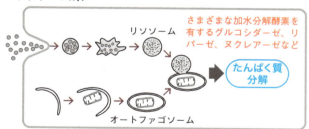

▼リソソーム系

リソソームとたんぱく質を包んだ小胞を融合させ、たんぱく質を分解する現象をオートファジーという。すなわち、リソソーム系によるたんぱく質分解は、オートファジーである。

(2) ユビキチン-プロテアソーム系

- 細胞内に異常なたんぱく質が存在すると、低分子のたんぱく質であるユビキチンを用いたたんぱく質分解プロセスが利用される。
- 分解を必要とするたんぱく質に対し、ユビキチンを数個結合させ、たんぱく質分解酵素複合体であるプロテアソームで分解させる。つまり、不要になったたんぱく質に付箋を貼り付け、分

解するための目印としているようなものである。
- ユビキチン-プロテアソーム系によるたんぱく質分解では、ユビキチンをたんぱく質に結合するため、ATPを利用する。

▼ユビキチン-プロテアソーム系

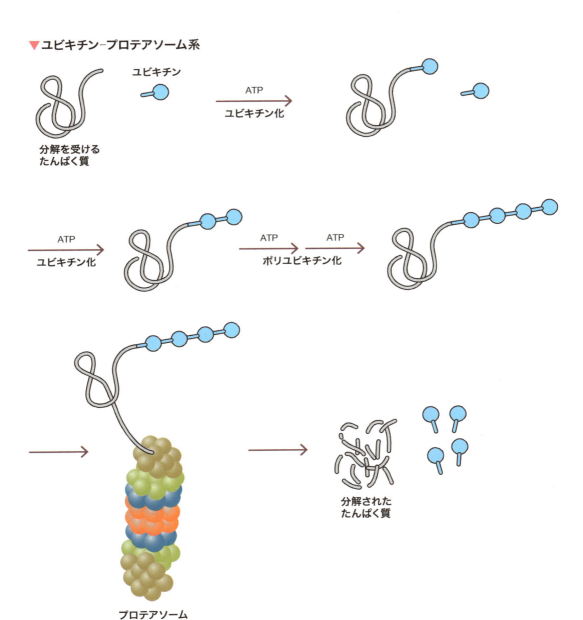

SECTION 7.2 アミノ酸の利用

- 生体内のアミノ酸は食事、体たんぱく質の分解および生体内における生合成（非必須アミノ酸）に由来する。これらのアミノ酸は多いにもかかわらず、遊離の状態で生体内に存在するアミノ酸は非常に少ない。これはアミノ酸がただちに利用されるためである。
- アミノ酸は、①体たんぱく質の合成基質として利用される、②生理活性窒素化合物の前駆体として利用される、③分解排泄される（SECTION 7.3参照）、のいずれかの運命をたどる。①は遺伝情報と関連しており、本書では扱わないので他書を参照していただきたい。以下では、②について解説する。

1 フェニルアラニン—チロシンを前駆物質とした生理活性物質

- フェニルアラニンは、水酸化されるとチロシンになる。
- 甲状腺では、チロシン2分子を利用して、チロキシン（甲状腺ホルモン）が生成される。
- 中枢神経系では、チロシンからドーパ、ドーパミン、ノルアドレナリン、アドレナリンの順に変換され、これらの誘導体を総称してカテコールアミンという。
- ドーパミン、ノルアドレナリン、アドレナリンは、中枢神経で神経伝達物質として機能する。
- 副腎髄質では、チロシンから順を追ってアドレナリンが主に生成され、ホルモンとして分泌される。血漿中のカテコールアミン濃度は、副腎髄質に発生する褐色細胞腫の診断に利用される。
- 皮膚や毛母にある色素細胞では、チロシンから酵素的にドーパキノンを生成し、その後複雑な非酵素的反応により、メラニン（黒色色素）が生成される。

2 トリプトファンを前駆物質とした生理活性物質

- 中枢神経系、小腸の腸クロム親和性細胞では、トリプトファンから2段階の反応によりセロトニンが生成される。
- セロトニンは、中枢神経系では神経伝達物質としてはたらき、小腸では腸の運動を亢進する。
- 脳の松果体では、セロトニンからさらにメラトニンが生成され、概日リズムを調節するホルモンとして分泌される。
- トリプトファンからキヌレニンを経て、ナイアシンが合成される。ナイアシン1 mgが合成されるには、トリプトファン60 mgが必要である。

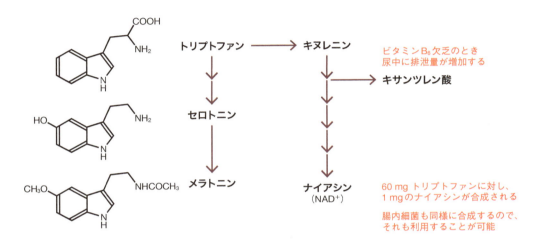

3 メチオニンを前駆物質とした生理活性物質

- メチオニンに、アデノシンが結合すると「活性化されたメチオニン」であるS-アデノシルメチオニンとなる。
- S-アデノシルメチオニンは、メチル基供与体として他の物質にメチル基（−CH₃）を受け渡す。メチル基を失ったS-アデノシルメチオニンは、S-アデノシルホモシステインとなり、さらにアデノシンが脱離して、ホモシステインとなる。
- 高ホモシステイン血症は、動脈硬化を引き起こす可能性がある。
- ホモシステインは、メチル基を供与されることによりメチオニンに変換される。
- また、ホモシステインからシスタチオニンを経て、システイン、タウリン、グルタチオンが生成される。
- システインは、たんぱく質を構成するアミノ酸として利用される。
- タウリンは、胆汁酸の分泌を促進し、肝臓の働きを促す作用がある。
- グルタチオンは、グルタミン酸、システイン、グリシンからなるトリペプチドで、抗酸化物質としてはたらく。また、薬物と結合して、体外への排出を促進する。

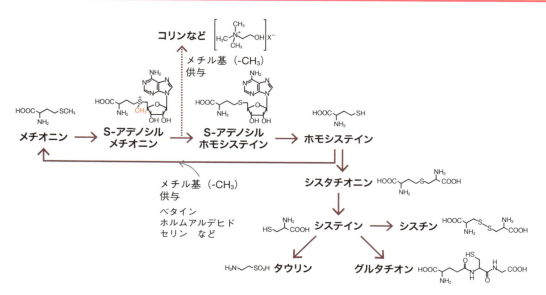

4 グリシンとアルギニンを前駆物質とした生理活性物質

- クレアチンリン酸（クレアチン）は、グリシンとアルギニンから生成される。
- クレアチンリン酸は、高エネルギー化合物であり、加水分解により発生する自由エネルギーを利用して、ATPが生成される。
- クレアチンリン酸は直接のエネルギー源にはならない。
- 骨格筋では、瞬間的に多量のATPを必要とするため、クレアチンリン酸を利用したATP生成が重要である。
- 骨格筋では一定量のクレアチンリン酸が分解され、クレアチニンが生成される。生成されたクレアチニンは尿中に排泄され、排泄量は骨格筋量に比例する。

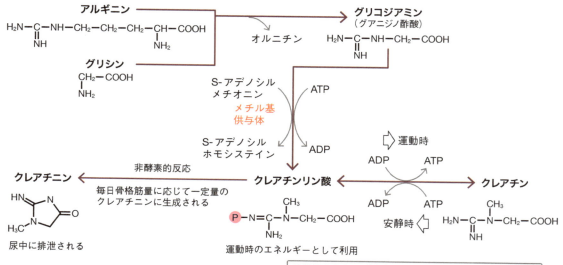

SECTION 7.3 アミノ基転移反応

1 アミノ酸の分解とアミノ基転移反応の役割

- アミノ酸の分解は、アミノ基と炭素骨格（α-ケト酸）に分けて行われる。
- アミノ基は、アミノ基転移反応によりアミノ酸から取り除かれる。その後、脱アミノ反応、尿素回路を経て、尿素を生成した後、排泄される。
- 炭素骨格は、①クエン酸回路を経てATP生成に利用、②糖新生によるグルコース生成、③脂肪酸合成のいずれかに利用される（SECTION 8.1参照）。

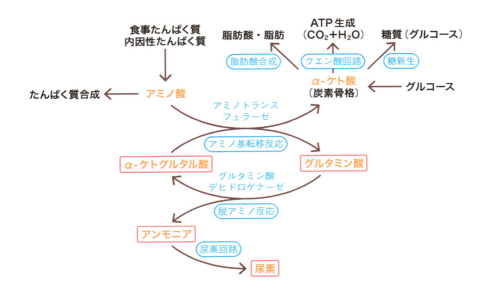

2 アミノ基を肝臓に輸送する

(1) アミノ基転移反応

- アミノ基の脱離によるアンモニウムイオン（有毒）の産生を避けるため、アミノ酸のアミノ基をα-ケト酸に転移する反応をアミノ基転移反応という。
- α-ケトグルタル酸は、アミノ基を転移される主要α-ケト酸である。
- α-ケトグルタル酸へのアミノ基転移によって生成されるアミノ酸は、グルタミン酸である。

- ピルビン酸やオキサロ酢酸もα-ケト酸としてアミノ基転移反応に関わる。
- アミノ基が、ピルビン酸に転移されるとアラニンに、オキサロ酢酸に転移されるとアスパラギン酸になる。
- アラニンとアスパラギン酸は、さらなるアミノ基転移反応によりアミノ基がα-ケトグルタル酸に転移され、最終的にグルタミン酸にアミノ基が集約される。
- アミノ基転移反応に関わる酵素の総称は、アミノトランスフェラーゼとよばれ、代表的なものとして、アラニンアミノトランスフェラーゼ（ALT）とアスパラギン酸アミノトランスフェラーゼ（AST）がある。
- アミノ基転移反応には、ピリドキシン（ビタミンB_6）の補酵素型であるピリドキサルリン酸が必要である。
- アミノ基転移反応は、可逆反応である。
- アミノ基転移反応は、生体内のすべての細胞で行われる。

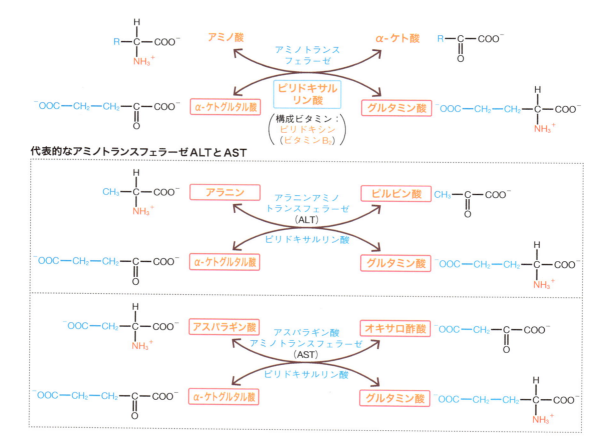

代表的なアミノトランスフェラーゼALTとAST

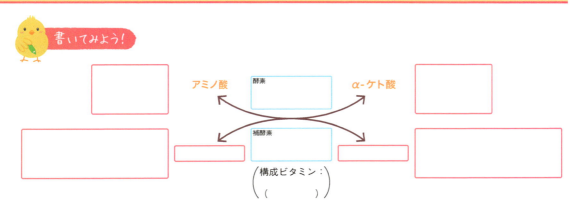

代表的なアミノトランスフェラーゼ ALT と AST

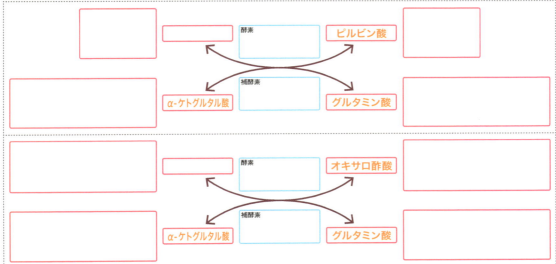

（2）グルタミン生成

- 各細胞で不要となったアミノ基はアミノ基転移反応によりグルタミン酸に集約されるが、肝臓への輸送には主にグルタミンが利用される。
- グルタミン酸の側鎖にさらにアミノ基を転移し、グルタミンを生成する。
- この反応には、**グルタミンシンテターゼ**が利用される。
- グルタミン生成には**ATP**を必要とする。

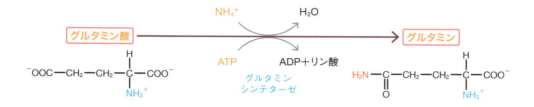

▼アミノ基の運命

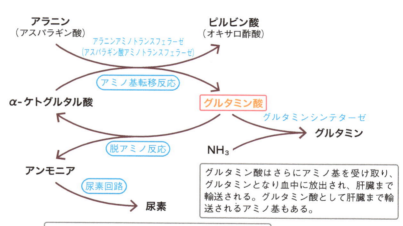

グルタミン酸はさらにアミノ基を受け取り、グルタミンとなり血中に放出され、肝臓まで輸送される。グルタミン酸として肝臓まで輸送されるアミノ基もある。

アミノ基転移反応でアミノ基を受け取るα-ケト酸には、主にα-ケトグルタル酸、ピルビン酸、オキサロ酢酸が利用され、グルタミン酸、アラニン、アスパラギン酸が生成される。
アラニンとアスパラギン酸は、さらにアミノ基転移反応によりアミノ基がα-ケトグルタル酸に転移され、最終的にグルタミン酸にアミノ基が集約される。

One Point!

血液中を流れる細胞内酵素で病気を検知する

臨床検査において血中のアラニンアミノトランスフェラーゼ（ALT；グルタミン酸ピルビン酸トランスアミナーゼ，GPT）の活性測定がよく利用される。本来細胞内ではたらく酵素がなぜ血液中で検出されるのだろうか？それは細胞が何らかの理由で破壊され血液中に流出するからである。このように血液中に流出する酵素を逸脱酵素とよぶ。上述したALTは肝臓や心臓の細胞に多く存在するため、これらの組織で炎症が進むと細胞の破壊が促され、血液中に流出するALTが増える。したがって、血液中のALT活性が上昇するのは、肝臓や心臓に炎症を生じているというシグナルとなる。たとえば、アルコールの摂りすぎでALT活性が上昇した場合、肝炎を誘発している可能性が考えられる。このほかに、アスパラギン酸アミノトランスフェラーゼ（AST）、乳酸デヒドロゲナーゼなども利用される。

SECTION 7.4 脱アミノ反応

1 肝臓に運ばれたグルタミンの処理

- 肝外組織で生成したグルタミンは肝臓に運ばれる。
- 肝臓で、グルタミンはグルタミナーゼにより分解され、グルタミン酸とアンモニウムイオン（NH_4^+）が生成される。

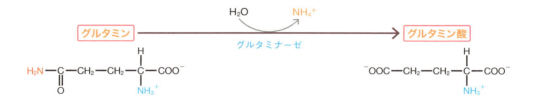

2 脱アミノ反応

- グルタミン分解により生成したグルタミン酸と肝外組織から運ばれてきたグルタミン酸は、肝臓で脱アミノ反応をうける。
- グルタミン酸のアミノ基を酸化的に脱離させる反応を、脱アミノ反応という。
- グルタミン酸の脱アミノ反応により、アンモニウムイオン（有毒）と α-ケトグルタル酸が生成される。
- 脱アミノ反応に関わる酵素を、グルタミン酸デヒドロゲナーゼという。
- 脱アミノ反応では、NADHもしくはNADPHを補酵素として利用する。
- 脱アミノ反応が頻度高く行われる組織は、肝臓である。
- 肝臓では尿素回路が活発であるため、生成した有毒なアンモニウムイオン（NH_4^+）は速やかに処理される。
- 脱アミノ反応は可逆反応である。そのため、脱アミノ反応は窒素の排泄に重要であると同時に、その逆反応（グルタミン酸生成）は窒素のアミノ酸代謝への導入に重要である。

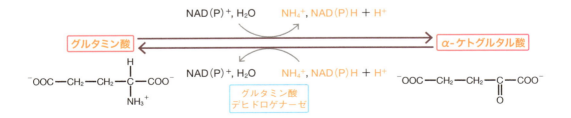

SECTION 7.5 尿素回路

- 脱アミノ反応によって脱離したアンモニウムイオンを尿素に変換する代謝を尿素回路といい、主に肝臓で行われる。
- 尿素回路の役割は、生体内の過剰な窒素を無毒な尿素に変換することである。
- 各組織で不要になったアミノ基は、グルタミン（SECTION 7.3参照）のほかにアラニンやグルタミン酸として肝臓に運ばれる。
- グルタミン酸の一部は、肝臓でのアミノ基転移反応により、アミノ基がオキサロ酢酸に転移され、アスパラギン酸となる。このアスパラギン酸は尿素回路に導入される。
- 合成された尿素のアミノ基はそれぞれアンモニウムイオン由来とアスパラギン酸由来である。
- 尿素回路の中間産物として、たんぱく質を構成するアミノ酸の1つであるアルギニンが生成される。
- 肝臓で合成された尿素は、血液で腎臓に運ばれ、尿中に排泄される。

One Point!

多様な機能を発揮する肝臓

　肝臓はさまざまな代謝を行う臓器である。とりわけ糖新生、グリコーゲン代謝、尿素回路を行う主要臓器である。もちろん、本書で触れていない薬物代謝も主に行っている。複数の重要な代謝を担うため、代謝において代わりのきかない組織である。しかし、見方を変えれば、機能分化していない原始的な組織といえる。尿素回路はほかの組織でも細々ではあるが機能している。しかし、十分量のアミノ基を処理できるほどの代謝速度ではないため、肝臓以外の組織で脱アミノ反応を促進してアンモニアを多量に生成すると、その毒性により致命的になる。一方、肝臓の尿素回路の代謝速度は速く、脱アミノ反応によって生じたアンモニアが速やかに代謝される。このため、脱アミノ反応を行っても毒性を生じない。しかし、肝硬変などで肝機能が低下すると、尿素回路が十分に機能せず血中にアンモニアが増加する。

One Point!

生物はさまざまな形態で窒素を排出する

　陸に生息する脊椎動物の多くは、尿素として余分な窒素を排出する。尿素は低分子で、窒素含有率も高く（約46％）、溶解度も高いことから、尿中に排泄しやすい。さらに、反応性も乏しいことは排泄には好都合である。しかし、窒素を尿素以外の化合物として、生体外に排出する動物もいる。魚のように水中に生息する脊椎動物は、窒素を有毒なNH_4^+（アンモニウムイオン）として排出する。水が豊富に存在する水中環境では、生成したNH_4^+を希釈することが可能であり、毒性が現れない。そのため、アミノ酸から脱アミノしたそのままの形で窒素を排出する。一方鳥類は、窒素を排泄する際に水を極力利用しない。低体重を維持することは、鳥が飛ぶために重要であり、多くの水を抱えることは難しい。そのため、少量の水で尿酸を固形状で排泄することは理にかなっている。

7.5 尿素回路 | 091

骨格筋（グルコース–アラニンサイクル）

分岐鎖アミノ酸　　分岐鎖α-ケト酸

アミノ基転移反応

ALT

ピルビン酸　　アラニン

他の多くの組織

アミノ酸　　α-ケト酸

アミノ基転移反応

アミノトランスフェラーゼ

α-ケトグルタル酸　　グルタミン酸

他の多くの組織

グルタミン酸　$^-OOC-CH_2-CH_2-\overset{\overset{\displaystyle H}{|}}{\underset{\underset{\displaystyle NH_3^+}{|}}{C}}-COO^-$

ATP　　NH$_4^+$

グルタミンシンテターゼ

ADP+Pi　　H$_2$O

グルタミン　$H_2NOC-CH_2-CH_2-\overset{\overset{\displaystyle H}{|}}{\underset{\underset{\displaystyle NH_3^+}{|}}{C}}-COO^-$

肝臓

アミノ酸　　　　α-ケト酸

アミノ基転移反応

アミノ基輸送の主要経路

α-ケトグルタル酸　　　グルタミン酸　← グルタミナーゼ ← グルタミン

NH$_4^+$

脱アミノ反応

NADH + H$^+$　NAD$^+$

CO$_2$ + NH$_4^+$　　2ATP　　　　　H$_2$O

2ADP+ P

H$_2$O

カルバモイルリン酸シンテターゼ　　カルバモイルリン酸

❶　　　　P

オルニチンカルバモイルトランスフェラーゼ

オルニチン　　　シトルリン

ATP

アルギニノコハク酸シンテターゼ　❷

AMP+2リン酸

アスパラギン酸

尿素

❹ アルギナーゼ

H$_2$O

$H_2N-\overset{\overset{\displaystyle O}{||}}{C}-NH_2$

アスパラギン酸由来

NH$_4^+$由来

アルギニン

アルギニノコハク酸リアーゼ　❸

アルギニノコハク酸

フマル酸

H$_2$O

リンゴ酸

NAD$^+$

NADH + H$^+$

オキサロ酢酸　　　アスパラギン酸

アミノ基転移反応

グルタミン酸　　　α-ケトグルタル酸

CHAPTER 7 アミノ酸の代謝

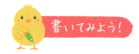

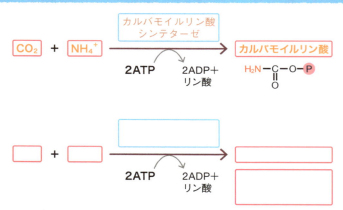

1番目の反応

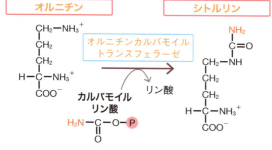

2番目の反応

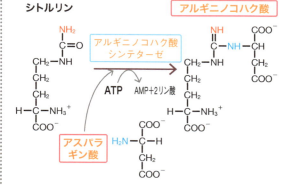

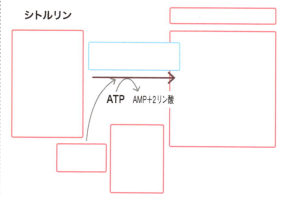

7.5 尿素回路

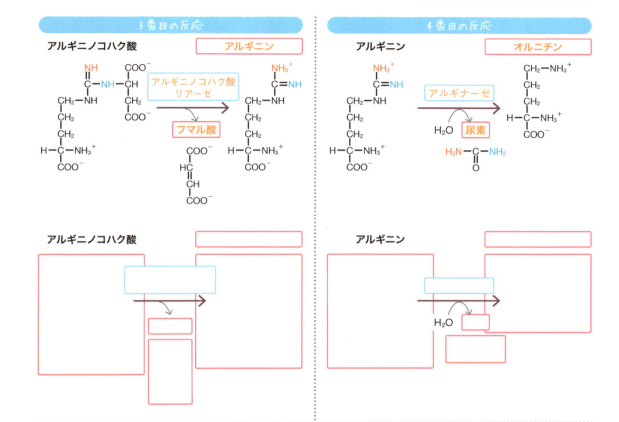

確認問題

以下の文章が正しい（○）か否（×）かを判断しましょう。

7.1 たんぱく質の分解

❶ ユビキチンは、たんぱく質の合成酵素である。 （ × ）

❷ ユビキチンは、たんぱく質合成を促進する。 （ × ）

❸ オートファジー（autophagy）は、たんぱく質を合成する作用である。 （ × ）

❹ オートファジー（autophagy）は、絶食によって誘導される。 （ ○ ）

❺ オートファジー（autophagy）には、リソソームが関与する。 （ ○ ）

❻ プロテアソームは、たんぱく質リン酸化酵素である。 （ × ）

❼ プロテアソームは、たんぱく質分解酵素の複合体である。 （ ○ ）

7.2 アミノ酸の利用

❽ ナイアシンは、トリプトファンから生成される。 （ ○ ）

❾ クレアチンは、フェニルアラニンから生成される。 （ × ）

❿ セロトニンの前駆体は、グリシンである。 （ × ）

⓫ アラニンは、フェニルアラニンの前駆体である。 （ × ）

⓬ ノルアドレナリンは、チロシンを前駆体として合成される。 （ ○ ）

⓭ アドレナリンは、トリプトファンから合成される。 （ × ）

⓮ 筋肉では、クレアチンリン酸がATPに代わり直接エネルギーを供給する。 （ × ）

7.3 アミノ基転移反応

⓯ アミノ酸のアミノ基は、身体活動のためのエネルギー源になる。 （ × ）

⓰ アミノ酸のα-アミノ基は、アミノ基転移反応によって再利用される。 （ ○ ）

⓱ アミノ基転移反応は、アミノトランスフェラーゼによる不可逆反応である。 （ × ）

⓲ アスパラギン酸は、アミノ基転移反応によりα-ケトグルタル酸となる。 （ × ）

⓳ アミノ基転移酵素は、補酵素としてチアミンピロリン酸を必要とする。 （ × ）

⓴ アラニンは、アミノ基転移反応によりピルビン酸になる。 （ ○ ）

7.4 脱アミノ反応

㉑ α-ケトグルタル酸の脱アミノ反応により、グルタミン酸が生成する。 （ × ）

7.5 尿素回路

㉒ 尿素回路は、アンモニア代謝に関与する。 （ ○ ）

㉓ 尿素回路は、肝臓に存在する。 （ ○ ）

㉔ オキサロ酢酸は、尿素回路の中間体である。 （ × ）

> **ポイント**
> - 不要なアミノ酸の炭素骨格の代謝を理解しよう（炭素骨格の代謝）
> - アセチルCoAを介した糖質、脂質、たんぱく質の分解代謝のつながりを理解しよう
> - 糖質、脂質の合成への他の代謝の関わりを理解しよう
> - 合成と分解の代謝が同時に活性化されることはないことを理解しよう

> **重要語句**
> 炭素骨格、α-ケト酸、α-ケトグルタル酸、グルタミン酸、糖原性アミノ酸、ケト原性アミノ酸

CHAPTER 8

代謝の関わり合い

SECTION 8.1 アミノ酸炭素骨格の分解と利用

SECTION 8.2 アセチルCoAを介した糖質・脂質・アミノ酸異化の関わり

SECTION 8.3 糖質・脂質の同化における他の代謝との関わり

SECTION 8.1 アミノ酸炭素骨格の分解と利用

- アミノ基転移反応や脱アミノ反応によりアミノ酸からアミノ基が除かれた後に残るのは炭素骨格（α-ケト酸）である。
- 20種類のアミノ酸の炭素骨格は、ピルビン酸、アセチルCoA、アセトアセチルCoA、α-ケトグルタル酸、スクシニルCoA、フマル酸、オキサロ酢酸に集約される。
- 炭素骨格は、細胞のエネルギー状態により①クエン酸回路を経てATP生成に利用、②糖新生によるグルコース生成、③脂肪酸合成のいずれかに利用される。
- グルコース生成（糖新生）に炭素骨格が利用されるアミノ酸を糖原性アミノ酸という。代表的なものとして、アラニン、セリンが挙げられる。
- 糖原性アミノ酸の炭素骨格はピルビン酸に変換されやすい。
- 脂肪酸生成に炭素骨格が利用されるアミノ酸をケト原性アミノ酸という。代表的なものとして、ロイシン、リシンが挙げられる。
- ケト原性アミノ酸の炭素骨格はアセチルCoAに変換されやすい。
- 炭素骨格とアミノ基の異化は互いに連携している。

▼アミノ酸炭素骨格の分解と利用

1. エネルギー（ATP）生成に利用（クエン酸回路）
2. グルコース生成に利用（糖原性アミノ酸）
3. 脂肪酸合成に利用（ケト原性アミノ酸）

基本的に、炭素骨格はATP生成に利用される。ただし、グルコースが必要であれば、糖原性アミノ酸の炭素骨格は糖新生に利用される。脂肪酸が必要であればケト原性アミノ酸の炭素骨格は脂肪酸合成に利用される。

脱アミノ反応でもα-ケト酸が生じるが、その場合、生じるのはα-ケトグルタル酸である。

8.1 アミノ酸炭素骨格の分解と利用

▼ 糖原性アミノ酸とケト原性アミノ酸

- 糖原性アミノ酸：グルコース生成に利用されるアミノ酸　代表例）アラニン、セリン
  炭素骨格がピルビン酸に変換されやすいアミノ酸
- ケト原性アミノ酸：ケトン体や脂肪酸合成に利用されるアミノ酸　代表例）ロイシン、リシン
  炭素骨格がアセチルCoAに変換されやすいアミノ酸

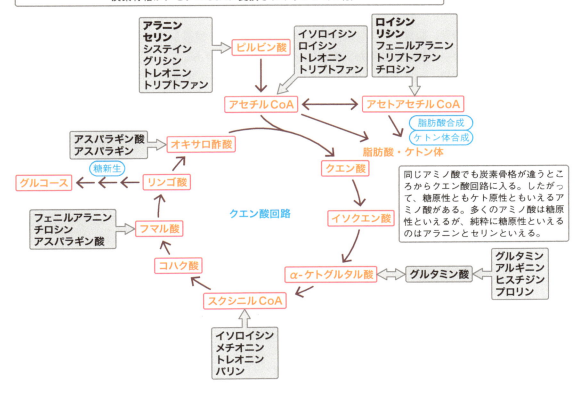

▼ 炭素骨格とアミノ基の異化の関わり

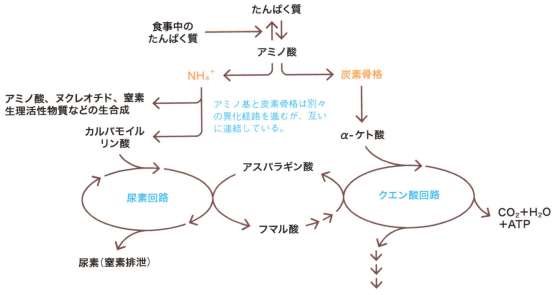

SECTION 8.2 アセチルCoAを介した糖質・脂質・アミノ酸異化の関わり

- 生体では、糖質、脂質、アミノ酸を酸化分解して還元力を獲得し、エネルギーを生成する。これらの代謝の中心的役割を果たす物質は、アセチルCoAである。
- 代謝の過程で得られたアセチルCoAは、生体のエネルギー状態により①クエン酸回路および電子伝達系、酸化的リン酸化によるATP生成、②脂肪酸合成、③ケトン体合成、④コレステロール合成のいずれかに利用される。
- 脂肪酸やコレステロールの合成には、還元力が必要であり、ペントースリン酸経路で生成されるNADPHが利用される。
- ケトン体は骨格筋や脳で利用され、エネルギー源として有効なはたらきをしている。

▼ アセチルCoAを介した異化代謝の関わり（概略）

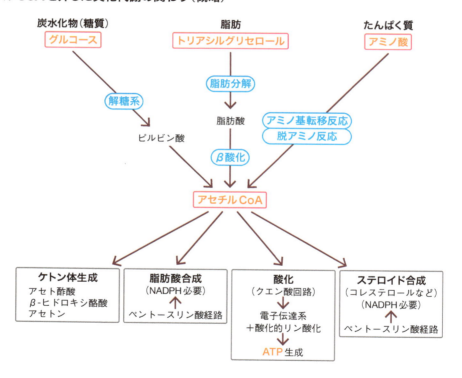

▼好気的代謝(細胞呼吸)の3つのステージにおける糖質、脂質、たんぱく質の異化

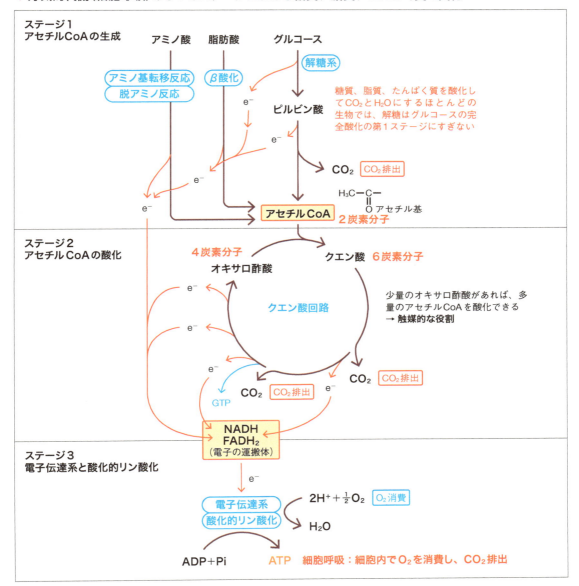

ステージ1：グルコース、脂肪酸、ある種のアミノ酸の酸化によってアセチルCoAが生成する。
ステージ2：クエン酸回路におけるアセチル基の酸化によって電子が奪われる。
ステージ3：NADHやFADH₂によって運ばれた電子は、ミトコンドリアの電子伝達系（呼吸鎖）に送り込まれ、最終的にO₂をH₂Oに還元する。この電子の流れによりATPが生成される。

CHAPTER 8 代謝の関わり合い

SECTION 8.3 糖質・脂質の同化における他の代謝との関わり

異化と同様に、同化に関わる代謝もそれぞれが単独に行われているのではなく、他の代謝と協働しながら代謝が進む。一方、同化と異化が同時に行われることがないようにさまざまな調節が行われている。

1 脂肪酸合成と糖質代謝の関わり

- 現代のヒトの食事を考えると、質的にも量的にも十分な脂肪酸を摂取しており、生体内で脂肪酸を合成する必要はない（SECTION 5.4参照）。
- しかし、十分量のエネルギーを摂取し、かつ過剰に糖質を摂取した場合、脂肪酸合成が活性化される。
- 細胞内に供給されたグルコースは解糖されピルビン酸に変換される。このピルビン酸はアセチルCoAに変換され、クエン酸回路で利用される。
- エネルギーが充足している場合、クエン酸から先の反応が抑制される。この結果、ミトコンドリア内のクエン酸はミトコンドリア外に運び出され、細胞質でアセチルCoAとオキサロ酢酸に変換される。
- 細胞質で生み出されたアセチルCoAこそ、脂肪酸やコレステロールの基質となる。決してミトコンドリア内からアセチルCoAがそのまま細胞質に運び出されることはない。
- 細胞内にエネルギーが充足しているときに解糖により多量にクエン酸が供給された場合、脂肪酸合成が促され、脂肪貯蔵量を増やす調節がなされる。
- 脂肪酸合成やコレステロール合成には還元力を必要とし、NADPHの供給が欠かせない。NADPHはペントースリン酸経路で生成されるが、この代謝の基質はグルコース-6-リン酸であり、糖質代謝が脂質代謝に密接に関わっている一例である。
- 食後には、インスリン分泌も増え血中インスリン濃度が上昇する。このホルモンによりグリコーゲン合成、解糖系の促進のみならず、脂肪合成やコレステロール合成も活性化する。

One Point!

骨格筋量の増大は肥満防止につながる

通常摂取した糖質のほとんど（90%以上）は消化吸収された後、肝臓および骨格筋のグリコーゲンとして貯蔵される。グリコーゲン貯蔵量は、肝臓で60～100 g、骨格筋で250～300 gである。1日あたりの糖質摂取量は日本人で260 g程度なので、肝臓と骨格筋に余裕をもって貯蔵できる。ただし、グリコーゲン貯蔵量を超えて糖質を摂取した場合、過剰な分は脂肪として貯蔵する。肥満予防を考えるのであれば、グリコーゲン貯蔵量を増やすことは重要であろう。肝臓のサイズを変化させることは難しいので、骨格筋のサイズを増やすのが効果的である。つまり、運動による骨格筋の増大が肥満予防に寄与するのである。骨格筋が増大すると、基礎代謝量が増加すると同時に、運動による活動エネルギー量も増加する。適度な運動は肥満予防にうってつけである。

▼食事による過剰摂取（エネルギー過剰＋糖質過剰）

食後にはインスリン分泌が促され、血中インスリン濃度が上昇する。インスリンは多くの代謝速度を変動させる。肝臓や骨格筋でグリコーゲン合成を促進し、解糖系も促す。また、脂肪酸とコレステロール合成も促進される。したがって、ペントースリン酸経路によりNADPHを不足することなく供給することが求められる。

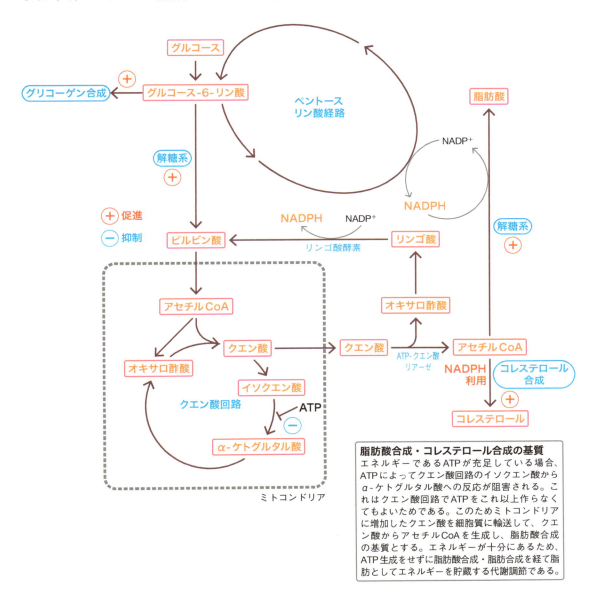

2 同時に活性化されない脂肪酸の合成と分解

- 物質の合成（同化）と分解（異化）は代謝の基本である。ある物質の分解によって得た自由エネルギーを利用して、他の物質の合成を行う。合成と分解が共役して代謝が成り立つのである。
- 同じ物質の合成と分解は同時には活性化されない。エネルギーを利用して合成したものをすぐさま分解してエネルギーを獲得するのは無駄だからである。
- たとえば、脂肪酸の合成と分解が同時に活性化されない仕組みは次のようなものである。脂肪酸合成の生成物と脂肪酸分解（β酸化）の基質のどちらもアシルCoA（活性化された脂肪酸）である。しかし、合成したばかりのアシルCoAを分解することはあり得ない。脂肪酸合成の中間代謝産物としてマロニルCoAが作られるが、これによってアシルCoAのミトコンドリア（β酸化が行われる場）への輸送が阻害される。したがって、脂肪酸合成が活性化しているときには多量に作られたマロニルCoAによってアシルCoAはミトコンドリアに輸送されない。
- 同様にグリコーゲンの合成と分解なども同時に活性化されない仕組みがある。

▼ 脂肪酸の合成と分解の調節

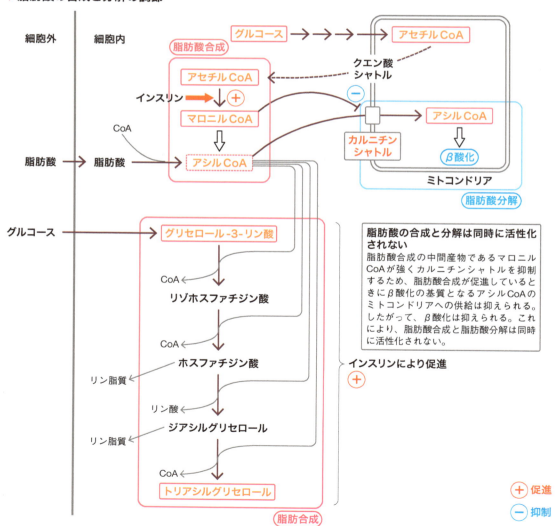

確認問題

以下の文章が正しい（○）か否（×）かを判断しましょう。

SECTION 8.1 アミノ酸炭素骨格の分解と利用

❶ ロイシンは、分岐鎖アミノ酸の1つである。 （○）

❷ ロイシンは、ケト原性アミノ酸である。 （○）

❸ アラニンは、ケト原性アミノ酸である。 （×）

SECTION 8.2 アセチルCoAを介した糖質・脂質・アミノ酸異化の関わり

❹ クエン酸回路は、グルコース以外の化合物から生成したアセチルCoAのアセチル基を代謝することができない。 （×）

SECTION 8.3 糖質・脂質の同化における他の代謝との関わり

❺ アシルCoAのミトコンドリアへの輸送には、カルニチンが必要である。 （○）

❻ アシルCoAのミトコンドリアへの輸送は、アセチルCoAにより阻害される。 （×）

❼ β酸化が促進しているとき、脂肪酸合成も誘導される。 （×）

❽ ミトコンドリア内のアセチルCoAは直接細胞質に輸送される。 （×）

❾ インスリンは、グリコーゲンの合成促進だけでなく、脂肪合成やコレステロール合成も高める。 （○）

Index

欧文

ATP	6
ATP合成酵素	31
CoA	5
FAD	4
GTP	25
H^+濃度勾配	29, 30
HMG-CoA還元酵素（HMG-CoAレダクターゼ）	66
K_m	8
NAD^+	4
NADPH	38, 59, 66, 98
S-アデノシルメチオニン	83
UDP-グルクロン酸	40
UDP-グルコース	32
V_{max}	8
α-ケトグルタル酸	85, 89
α-ケト酸	96
β酸化	55
β-ヒドロキシ酪酸	57

和文

【あ行】

アイソザイム	10, 19
アスコルビン酸	40
アスパラギン酸	86, 90
アスパラギン酸アミノトランスフェラーゼ	86
アセチルCoA	55, 98
アセト酢酸	57
アセトン	57
アデノシン三リン酸	6
アドレナリン	82
アノマー	15
アミノ基転移反応	85
アミノ酸	72
アラニン	86, 90
アラニンアミノトランスフェラーゼ	86
アルギニン	84, 90
アルドース	14
アルブミン	52
アロステリック効果	10
ウロン酸回路	40

エイコサノイド	64
エピマー	15
オキサロ酢酸	86
オートファジー	80

【か行】

解糖系	18
活性化エネルギー	2
活性部位	3
カテコールアミン	82
ガラクトース	12
加リン酸分解	33
カルニチン	54
肝臓	34
基質特異性	3
基質レベルのリン酸化	18
鏡像異性体	14
クエン酸	100
クエン酸回路	25
グリコーゲン	32
グリシン	84
グルコース	12
グルコース-1-リン酸	32
グルコース-アラニン回路	37
グルコース輸送担体	22
グルタチオン	83
グルタミン	88
グルタミン酸	85, 89, 90
グルタミン酸デヒドロゲナーゼ	89
グルタミンシンテターゼ	88
クレアチニン	84
クレアチン	84
クレアチンリン酸	84
ケトアシドーシス	57
ケト原性アミノ酸	96
ケトース	14
ケトン体	57
酵素	2
呼吸鎖	30
コリ回路	36
コレステロール	66

【さ行】

最大反応速度	8
酸化的リン酸化	30

酸素分子	29
シクロオキシゲナーゼ	64
システイン	83
脂肪酸	46, 47
脂肪酸合成	59
触媒	2
スクロース	12
ステロイド	46, 49
スフィンゴシン	49
セラミド	49
セロトニン	83

【た行】

タウリン	83
脱アミノ反応	89
脱共役たんぱく質	31
胆汁酸	67
たんぱく質	76
たんぱく質の高次構造	76
チアミン	6
チアミンピロリン酸	6, 24
腸肝循環	68
長鎖化	61
チロキシン	82
チロシン	82
電子伝達系	29, 30
糖原性アミノ酸	34, 96
糖新生	34
ドーパ	82
ドーパミン	82
トリアシルグリセロール	46, 48
トリプトファン	83
トロンボキサン	64

【な行】

ナイアシン	4, 83
尿素	90
尿素回路	90
ヌクレオチド	7
ノルアドレナリン	82

【は行】

パントテン酸	5
反応速度	2

ビタミン	4
必須アミノ酸	73
非必須アミノ酸	73
ピリドキサルリン酸	6, 86
ピリドキシン	6
ピルビン酸	18, 24, 86
フィードバック調節	10
フェニルアラニン	82
不飽和化	61
フルクトース	12
プロスタグランジン	64
プロテアソーム	80
ペプチド	76
ペプチド結合	76
ペントースリン酸経路	38, 60
補酵素	3, 4
ホスファチジルコリン	48
ホスホリパーゼA_2	64
ホモシステイン	83
ホルモン感受性リパーゼ	52

【ま行】

マルトース	12
マロニルCoA	54, 59, 62, 102
ミカエリス定数	8
メチオニン	83
メラトニン	83
メラニン	82

【や・ら行】

ユビキチン	80
ラクトース	12
リソソーム	80
律速酵素	9
リポキシゲナーゼ	64
リボース-5-リン酸	38
リボフラビン	4
両親媒性	48
リン脂質	46, 48
ロイコトリエン	64

著者紹介

西村直道
にしむらなおみち

1968年生まれ。1993年、北海道大学大学院 農学研究科 農芸化学専攻 修士課程修了。旭化成工業㈱、日本たばこ産業㈱、市立名寄短期大学講師、名寄市立大学准教授、教授を経て静岡大学学術院農学領域教授。2004年、博士（農学、北海道大学）取得。

専門は栄養化学で、食物繊維などによる大腸発酵の促進を介した生理作用に関する研究をおこなってきた。

著書に『生化学・基礎栄養学』（共著、朝倉書店）、『新基礎栄養学第8版』（共著、医歯薬出版）など管理栄養士養成関係の生化学と基礎栄養学の教科書の執筆に多数携わる。また、『腸内細菌−宿主のクロストークと食事要因』（共著、建帛社、近日出版）、消化管の栄養・生理と腸内細菌（共著、アニマル・メディア）などの学術図書の執筆にも携わっている。

NDC 464　　111 p　　26 cm

管理栄養士をめざす人の いちばんやさしい代謝ドリル
かんりえいようし　　ひと　　　　　　　　　　　たいしゃ

2018年12月20日　第1刷発行
2025年 5 月19日　第4刷発行

著　者	西村直道
	にしむらなおみち
発行者	篠木和久
発行所	株式会社 講談社

〒112-8001　東京都文京区音羽2-12-21
　　販　売　(03)5395-4415
　　業　務　(03)5395-3615

KODANSHA

編　集	株式会社 講談社サイエンティフィク
	代表　堀越俊一

〒162-0825　東京都新宿区神楽坂2-14　ノービィビル
　　編　集　(03)3235-3701

本文データ制作	有限会社グランドグルーヴ
印刷・製本	株式会社ＫＰＳプロダクツ

落丁本・乱丁本は、購入書店名を明記のうえ、講談社業務宛にお送りください。送料小社負担にてお取替えします。なお、この本の内容についてのお問い合わせは講談社サイエンティフィク宛にお願いいたします。
定価はカバーに表示してあります。

© Naomichi Nishimura, 2018

本書のコピー，スキャン，デジタル化等の無断複製は著作権法上での例外を除き禁じられています。本書を代行業者等の第三者に依頼してスキャンやデジタル化することはたとえ個人や家庭内の利用でも著作権法違反です。

Printed in Japan

ISBN978-4-06-513420-7